PETIT GLOSSAIRE OTO-RHINO POUR TOUS

Jean-Jacques HUBINOIS

NOTE PRÉLIMINAIRE

Cet ouvrage n'a d'autre prétention que de rendre des termes médicaux rébarbatifs, compréhensibles pour tous et expliquer ce qu'ils veulent dire en permettant à l'occasion un trait d'humour, parfois d'humeur en dénonçant les petits maux de notre société.
Il ne saurait donc revendiquer une liste exhaustive des pathologies oto-rhino-laryngologistes.
Après trente-cinq années de pratique ORL, on peut prétendre à quelques connaissances, acquises sur le terrain et aussi à quelques oublis.
Seules des décennies de dialogue singulier avec les patients nous apportent cette expérience pratique qui remplace l'acquit théorique de nos vertes années, transformant les jeunes médecins pétris de certitudes que nous fûmes, donneurs de conseils et de leçons, au rôle de simples confidents et de « passeurs » de messages.
Le temps imprime sa marque et le praticien acquiert le recul et la distanciation nécessaires pour analyser et rapporter aussi ce qui ne marche pas dans le domaine de la santé, dans ce meilleur des mondes... qui est le nôtre.

Et en ces temps moroses, un peu d'humour pour en parler est souhaitable, peut-être même conseillé.

L'expérience est une lanterne sourde qui n'éclaire que celui qui la porte.

Louis Ferdinand Céline

ACOUPHÈNES :

Est-ce que c'est grave docteur, tous ces bruits dans mon esprit ? Est-ce un trop plein d'souvenirs et mon cerveau qui réagit ? Est-ce que ça doit faire peur ?
En fait, je pense que j'ai compris. Tous ces murmures, c'est juste des acouphènes de nostalgie.
 Grand corps malade.
Être seul, c'est entendre le silence dit Sylvain Tesson... Peut-être aussi ce bruit parasite qui se révèle **dans** le silence rendant parfois notre quotidien insupportable.
(Voir bourdonnements d'oreilles)

ALLERGIE :
Devenue un véritable phénomène de société dans nos pays industrialisés... 50% de nos concitoyens concernés ! Pourquoi ?
(Voir hyperréactivité nasale spécifique)

AMYGDALES :

Du grec amugdalê (amande), il en existe plusieurs dans l'organisme, mais pour les patients, les seules connues sont nos deux coucous au fond de la gorge. À peine jaillissent-ils de leur loge sous l'abaisse-langue incursif, que les lèvres se referment, non sans avoir permis à nos deux cuculidés écarlates, avant de rentrer au nid, de gratifier l'examinateur indélicat d'un réflexe « nauséeux » et parfois plus, rappelant un peu tard à ce dernier que l'estomac de l'enfant est bien proche de la bouche.
Ces tissus sont capables de stocker des cellules et de sécréter des anticorps intervenant dans la défense de l'organisme lorsqu'il est agressé.
Il ne faut pas pour autant les croire indispensables.
Ces filtres peuvent devenir des pièges à germes responsables d'infections à répétition, rendant leur ablation nécessaire.
Étonnant de voir à quel point l'histoire de cette opération est accompagnée d'idées enracinées dans le subconscient et que l'on nous ressort, décennie après décennie.

- *« Faisons l'opération au printemps, car en hiver c'est plus dangereux »...*

Une telle assertion, déclinée avec tant de constance, méritait d'en savoir plus...
Pourquoi cette affirmation que le simple bon sens réfute ?
Si la chaleur peut rendre le geste plus hémorragique (mais si peu et là on y verrait la dilatation des vaisseaux liée à la pression atmosphérique), le froid, *a contrario* n'a aucune action néfaste, bien au contraire !
Depuis l'Antiquité, la transmission orale a la vie dure et ces propos, transmis de bisaïeuls en aïeuls étaient pleinement fondés !
Il n'y a pas si longtemps, quand cette opération se faisait dans la cuisine, sur un enfant non endormi ou peu, le geste était déconseillé en hiver... Non pour épargner à l'enfant une intervention dans une cuisine mal chauffée, mais bien parce que les routes verglacées et les congères rendaient le voyage périlleux... pour l'opérateur ! Surtout s'il lui incombait la dure nécessité de revenir en cas de saignement !

- « *J'ai des amygdales cryptées qui me font mal* »!

Le Français est peu familiarisé avec les termes médicaux très indigestes. Un mot inconnu est aussitôt remplacé par un terme connu, proche et considéré comme identique.
Les cryptes amygdaliennes sont les orifices situés sur la surface de l'amygdale et par où sourd parfois pus et grains de riz jaunâtres, malodorants que l'on nomme *caséum*. La poubelle qui tient lieu d'amygdale fait mal, donne de la fièvre et il faut alors l'enlever (amygdale cryptique et caséeuse). En tout état de cause, voilà un mot « savant » *décrypté*. Il y en aura d'autres.

- « *On dit que l'opération est plus dangereuse chez le garçon que chez la fille* »

Voilà une nouvelle assertion qui laisse pantois.
Michel Tournier serait-il passé par là ?
Un de mes maîtres avait une fois utilisée une phrase que j'ai faite mienne depuis : *Non Madame, à moins d'être très maladroit ou de glisser lors de l'intervention, ce n'est pas plus dangereux pour votre fils que pour votre fille.*

L'amygdalectomie dans l'histoire :

Décrite depuis l'Antiquité, sa méthode d'ablation a peu changé depuis 20 siècles allant de l'exérèse partielle à totale, en passant par la cautérisation. Notre chirurgien national, Ambroise Paré pratiquait son ablation avec un serre nœud, acte encore pratiqué de nos jours bien que l'amygdalotome de Sluder (XIXe siècle) a détrôné toutes les autres techniques au siècle suivant. Avant d'être considéré comme dangereux par certains, nous le reverrons, mais n'est-ce pas plutôt la technique qui a été oubliée par nos jeunes médecins ?
Peut être faudra-t-il rappeler aussi les souvenirs bien peu élogieux d'un Michel Tournier pour son opérateur, comparant cet acte à celui d'un boucher ce qui n'a pas dû non plus aider les choses.
C'est pourquoi sa réhabilitation me paraît nécessaire (cf **Sluder**).

APNÉE :

C'est l'arrêt de la ventilation, et non l'arrêt de la respiration (qui se fait au niveau des cellules). Elle peut être volontaire et contrôlée un moment, mais jamais éternellement surtout sous l'eau. L'instinct de survie et l'automatisme relayant à terme le contrôle volontaire de cette apnée ce qui n'est pas sans gravité en plongée.
En ORL, c'est à l'apnée du sommeil que nous nous intéresserons.
(Voir rhonchopathie)

AUDITION :

On peut entendre sans écouter, mais rarement écouter sans entendre. L'ouïe et l'écoute vont de pair, l'une sollicitant l'organe sensoriel (l'oreille), l'autre l'aire auditive (le cerveau) pour la compréhension.
(Voir prothèse auditive et surdité)

BOURDONNEMENTS D'OREILLES :

« *Des bruits. Ni ma voix, ni mon rire, mais des sons insupportables, parasites, bourdonnements, crissements, bruits de cascades, d'éboulements, de moteurs. Des acouphènes* ».
Acouphènes. Géraldine Maillet.

Céline, médecin, l'écrira autrement : *comme des sifflets de vapeur dans chaque oreille... Il s'en occupait toute la journée et toute la nuit... Il avait tous les bruits en lui... Des sifflets, des tambours, des ronrons...*

Il y a tant de manières de les décrire !
Sifflement, chuintement, locomotive, ça bat, ça sonne, ça tape, j'ai un cœur dans l'oreille...
Encore appelés acouphènes, terme que les tous les Français connaissent tant l'affection est répandue. Ceux-ci, déclinés dans toutes les langues du monde, connus sous le terme de *tinnitus*, dans 17 pays de langues différentes avec l'esperanto, montrent à quel point l'acouphène, qui s'étend en tache d'huile dans le monde entier, constitue peut-être l'un des maux du siècle, pose le problème de son traitement et (corollaire) de sa cause, loin d'être évidente si l'on excepte les acouphènes consécutifs à une exposition sonore. L'environnement agressif et bruyant dans lequel nous baignons n'est certainement pas étranger à sa genèse. Or, notre oreille nous accompagne une vie entière et les cellules sensorielles, au nombre de quelques milliers, ne repoussent pas une fois détruites.
La pollution sonore est partout.

- Agressions urbaines (klaxons, motos), mais aussi agressions des travaux publics (marteau piqueur) qui peuvent à tout moment constituer une agression brutale et surprise pour l'organe de Corti.
- Nuisance sonore individuelle que sont les baladeurs ou toute musique écoutée trop fort ou trop longtemps à une intensité moindre, mais qui devient alors nuisible pour l'oreille.
- Nuisance sonore de groupe (concerts, discothèque, soirées) où l'intensité sonore n'est pas limitée si elle est privée ou s'il s'agit de concerts ce qui rend l'agression beaucoup plus dangereuse.
- Pétards, feux d'artifice, tir...
- Sports en salle, réfectoires, piscines fermées ...

Chez chaque individu, l'oreille a, de plus, une sensibilité propre et chaque cellule auditive répond à une fréquence donnée. Les plus proches de la base de la cochlée (organe de l'audition en forme de coquille d'escargot) jouxtent la fenêtre ovale de l'oreille moyenne et répondent préférentiellement aux aigus. Les plus proches du sommet répondent aux fréquences graves. Plus distantes anatomiquement de la fenêtre ovale, elles seront moins agressées sur le plan sonore. Voilà pourquoi les sons forts lèsent prioritairement les fréquences aiguës.

Ils nous polluent donc la vie et la protection auditive devrait être précoce et systématique dès que l'on risque d'être soumis à une agression sonore ne serait-ce que dans la rue.

Ils nous rendent parfois malheureux, agressifs, coléreux ou de méchante humeur et force est de constater qu'il doit donc en avoir plus en France que dans les autres pays.
L'Italie reste le pays le plus épargné, car Cocteau, qui savait ce qu'il disait, considérait ces derniers comme des Français de bonne humeur.
Avec Cioran, grand *optimiste* de la vie qui avait vécu bien longtemps en France se pose une question essentielle : cette affection est-elle contagieuse et avait-il des acouphènes ?
Notre brillant philosophe, qui lui aussi savait de quoi il parlait, avait écrit :
Avec les Français, on devient malheureux gentiment.

Pourtant notre plus célèbre Française, notre star nationale au XVe siècle avait eu très tôt des acouphènes, mais elle avait su en tirer parti pour la plus grande gloire de la patrie. À 17 ans la voilà à Chinon en présence du dauphin Charles VII après avoir déjà tenté l'année précédente de le rencontrer. Deux ans plus tard, elle sera brulée à Rouen non sans avoir fait sacrer son dauphin en la cathédrale de Reims qui se gardera pourtant bien de la délivrer.
Ces « voix » lui avaient permis quand même de bouter les Anglais hors de France !
Les acouphènes peuvent en effet prendre toutes les formes. Des bruits graves aux aigus, des sons continus aux sons pulsés, des bruits dans une ou dans deux oreilles (dans la tête alors) et pour certains des phrases entières, bien construites faisant dire à l'intéressé(e) :
J'entends des voix dans ma tête…

Étaient-ce des voix célestes que notre pucelle entendait à Domrémy en gardant ses moutons ?
Étaient-ce des acouphènes chez cette jeune femme qui, dans l'enfance, fit des otites répétées et présenta une mastoïdite ? Qui peut le dire ?
Mais s'il s'agissait d'acouphènes, quelle formidable prise en main personnelle (Yolande d'Aragon, la belle-mère du dauphin avait aussi joué un rôle, et non des moindres dans sa notoriété) de ce handicap qui, on le sait, existait bien en ce temps-là (Martin Luther dit-on en était affecté). Durant les périodes difficiles, quand les temps étaient durs, Dieu parlait beaucoup autour de lui. Et nombre d'autres Jeanne avaient entendu des voix (Jeanne Marie Maillé contemporaine de la « vraie » Jeanne, dénonçait les vices de la cour. Une certaine Péronne également, Bretonne de son état, voulait chasser les Anglais de France. Elle sera brulée un an avant notre Jeanne à nous.
Mais notre Jeanne à nous savait parler d'identité nationale. Tout était là. Ça lui vaudra une gloire éternelle et d'être béatifiée puis canonisée en 1920.
Beethoven souffrait d'une surdité évolutive qui finira pas le rendre totalement sourd, avec des acouphènes très invalidants.
Affublé d'une si injuste affection pour un compositeur de sa valeur, sa fin de vie fut difficile, mais cela ne l'empêcha pas d'écrire de magnifiques symphonies.
On peut donc vivre – et même heureux - avec ses acouphènes.
On peut réaliser de grandes tâches avec ses acouphènes.
On peut essayer de les traiter.
La liste des traitements proposés est longue, ce qui n'est jamais bon signe, car une longue liste est synonyme de traitements décevants (traitement médical, sophrologie, appareillage avec « *masking* » d'acouphènes, générateurs de bruits blancs et j'en passe !)
Fort heureusement la médecine progresse et cette science jeune évolue vite.
Nul doute que l'on saura (bientôt ?) les vaincre, mais le meilleur des traitements doit rester préventif en protégeant à tout instant cet organe si merveilleux, mais si fragile.

CANCER :

Les cancers ne touchent malheureusement pas que la sphère ORL. Mais celle-ci en est richement pourvue.
La liste exhaustive ferait l'objet d'un ouvrage entier et n'est pas le but de ce glossaire.
(Re) précisons toutefois que notre sphère reçoit directement la fumée de cigarette, l'alcool et que la mauvaise hygiène dentaire est un facteur prédisposant. Nous en voyons moins maintenant, preuve que l'information sans cesse distillée sur les habitudes alimentaires finit par faire son chemin...
Il m'est arrivé d'entendre une phrase qui m'a laissé interdit.
Alors que j'informais un patient de la nature cancéreuse de ses lésions, motivant sa consultation, il me fut répondu ceci :
Est-ce que ce sont des cellules mâles ou femelles ? Parce que seules les femelles font des petits et elles sont plus méchantes...
Étonnante remarque. Je ne connaissais pas le sexe de ce crabe, mais il est vrai qu'on dit le tourteau mâle meilleur que la femelle... De là à dire qu'il est plus gentil !

CHIRURGIE AMBULATOIRE

Ce qui me bouleverse ce n'est pas que tu m'aies menti, c'est que désormais je ne pourrai plus te croire.
Nietzsche.

Acte opératoire court qui permet au patient de retourner chez lui le jour de son intervention.
Elle est largement utilisée dans des spécialités telles que l'Ophtalmologie et l'Oto-Rhino-Laryngologie.
Mais attention ! Chirurgie ambulatoire ne rime pas avec petite chirurgie ou chirurgie sans danger.
Des gestes en ambulatoire peuvent être de haute technicité et il n'existe pas de petite chirurgie dès l'instant que l'on est opéré.
Dans notre monde moderne où l'on a largement étiré l'espérance de vie jusqu'à repousser les limites de la mort, où l'on considère que le risque « zéro » est le seul acceptable, on a pipé les dés. Et cette chirurgie ambulatoire ne peut être qu'une chirurgie sans risque puisque l'on sort le jour même...
Pourtant rien n'est anodin dans ces actes techniques qui requièrent une courte anesthésie, une certaine célérité de la part de l'opérateur et de l'équipe opératoire et, comme toujours, une grande vigilance. RIEN D'ANODIN... sauf peut-être ce simple mot... ambulatoire !
Fort de ce terme rassurant, certains patients accommodent à leur sauce les consignes données qu'il n'est malheureusement pas dans notre pouvoir de contrôler.
Toute anesthésie générale, aussi courte soit-elle, nécessite un jeûne **absolu** de six heures pour le patient.
Ce n'est pas toujours évident pour un enfant qui avant de partir à la Clinique avec ses parents peut avoir bu de l'eau à leur insu... ou une maman bien intentionnée peut lui avoir donné un petit verre de jus d'orange pour éviter une longue attente, le ventre vide...

Le résultat ce jour-là fut immédiat quand l'enfant régurgita son liquide en partie sur l'alèze et en partie dans son poumon. Passage en réa de quelques heures et parents sévèrement tancés qui n'avaient pas compris la gravité potentielle de leur geste...
Car l'inhalation de liquide (acide *a fortiori*) dans les poumons détruit la muqueuse pulmonaire pouvant laisser de lourdes séquelles sur l'arbre pulmonaire.
À qui la faute ?
À nous, toujours !
On a beau avoir insisté sur l'importance du jeûne (TABAC INCLUS), l'anesthésiste a beau mettre ce que l'on appelle un masque laryngé pour les actes très courts, moins traumatisant que la sonde trachéale où gonfler un ballonnet n'est pas toujours insignifiant chez le tout petit, nous ne sommes pas à l'abri de ces régurgitations malgré toute notre vigilance. Le masque laryngé empêche le sang de descendre dans le poumon lorsque l'on travaille dans la bouche, mais pas le liquide gastrique de remonter et de partir dans les poumons...
Le tabac de son côté augmente ce que l'on appelle le péristaltisme intestinal. En d'autres termes il augmente les contractions gastriques et favorise la remontée de liquide gastrique dans la bouche, profitant du relâchement du sphincter d'entrée de l'estomac, le cardia. Et on imagine les dégâts que peut occasionner un tel produit sur l'arbre pulmonaire !
Peut-être comprend-on maintenant mieux ce que signifie ce dialogue entre le médecin et les patients fait d'une confiance réciproque où le but recherché est le même. Soigner nos patients du mieux possible, faire confiance en nos patients comme ils nous font confiance...
Car on a beau demander juste avant l'anesthésie si l'enfant est à jeun aux parents, ceux-ci peuvent nous mentir, ne croyant pas mal faire et l'on ne peut compter sur l'enfant pour nous avouer qu'il a bu un verre d'eau avant de venir.
Et les conséquences peuvent être effroyables !
Puis le départ a lieu...
Pas de soucis pour les enfants qui repartent avec leurs parents entourés de tout leur amour...
Mais pour les adultes qui viennent en ambulatoire ?
On insiste pour qu'ils repartent accompagnés, car on déconseille de conduire une voiture pendant les 24 heures qui suivent l'anesthésie.
Là encore, hélas, certains patients repartent seuls avec leurs véhicules, nous cachant la vérité, n'ayant pas pu ou voulu solliciter un accompagnant qui travaille...
Ils sont bien, détendus, ils vont conduire doucement... Ils ne risquent rien !
C'est vrai que les progrès de l'anesthésie actuelle sont fantastiques et la demi-vie des drogues administrées pour dormir est très brève. Quand on laisse sortir nos adultes, ils sont parfaitement bien... trop bien !
Ils se trouvent dans l'état où l'on est lorsque l'on a un peu trop bu sans être saouls...
Une forme de détachement et de bien-être qui fait dire que l'on est bien. Mais les réflexes sont émoussés et le danger est bien réel. C'est pourquoi, devant ces manquements, certaines cliniques font signer une décharge s'ils conduisent pour rentrer.
Méthode certes contestable, mais elles ne peuvent être tenues pour responsables de décisions... irresponsables !
Je rappelle, s'il en était besoin, que le risque zéro est une plaisanterie de notre époque. Au XVIIe siècle déjà, notre pays avait été confronté à cette question. Et dans *la logique de Port-Royal,* les logiciens soutinrent que la notion de précaution ne devait pas guider l'action en ce monde. Chacun devant assumer ses responsabilités et ne pas tout attendre de la « partie adverse ».

Nous sommes dans un monde d'adultes responsables. Et quand l'information est clairement donnée avec ses conséquences possibles, elle doit être suivie à la lettre.
Ces discussions de philosophes que l'on considérait il fut un temps comme nos maîtres à penser, mériteraient d'être réactualisées de nos jours.

CIRE :

Un des grands motifs de consultation.
On l'appelle aussi *cérumen*, joliment rebaptisée *cire humaine* par nos Français imaginatifs et parfois encore plus poétiquement par *miel*, certaines oreilles *fabriquant beaucoup de miel... d'autres ayant du sérum dans les oreilles.*
Parfois même les oreilles sont bouchonnées...(comme le vin), *mais par du miel...*
Il y en a de toutes sortes : dure, molle, de toutes couleurs, de toutes odeurs... et de toutes quantités. Le Français est intarissable sur la cire.
Certains s'étonnent qu'il faille venir tous les six mois faire retirer cette saleté. *A contrario,* d'autres viennent nous voir un jour, car ils n'entendent plus bien, exigeant parfois qu'on veuille bien leur retirer la cire qu'ils n'ont pas, cause de cette surdité apparue soudainement (du moins le pensent-ils).
Le Français, soucieux que cet orifice borgne soit toujours impeccable, y va de bon cœur pour le rendre d'une netteté irréprochable abusant des « cotons-tiges » quand ce n'est pas une petite curette encore plus agressive pour son conduit et parfois son tympan.
Combien de perforations de l'adulte ou de l'enfant, occasionnées par ces cotons-tiges, les oto-rhinos ont-ils vues dans leur carrière ?
Car les enfants font ce qu'ils ont vu faire par leurs parents ! Parfois même, ils se promènent avec les cotons-tiges introduits dans leurs conduits.
Je me souviens d'un patient dans sa salle de bain qui les avait laissés en place, attendant certainement que l'extraction se fasse d'elle-même. Il n'avait hélas pas fermé la porte et son ouverture soudaine avait enfoncé l'arme en question au fond du conduit...
Nos voisins Suisses et peut-être d'autres pays précisent sur l'emballage de ces *cotonnettes* de ne pas les introduire dans les conduits auditifs.
Pourquoi ne le fait-on pas chez nous ?
Faut-il y voir un intérêt mercantile ? Impensable voyons !
Prochainement, en 2020, l'usage des cotons-tiges sera interdit dans la Communauté européenne. Enfin, diront les ORL !
Mais la raison n'en est nullement médicale. Le remplacement des tiges de bois par des tiges en plastique où s'enroule le coton a rendu son usage peu écologique... Son abandon est donc programmé.
Précisons simplement que les glandes cérumineuses fabriquent cette cire pour évacuer naturellement les saletés qui s'accumulent dans cet orifice borgne. Introduire un coton-tige revient à tasser la cire comme on le ferait de la poudre dans un fût à canon, la quantité enlevée restant infiniment moindre que celle tassée.
Chez certains patients, pour des raisons anatomiques de conduit, de dureté de cire, d'excès de poils dans le conduit (hypertrichose des conduits), la cire s'évacue mal.
Évitez produits et farfouillage et venez voir votre médecin qui vous en débarrassera sans traumatisme.
Une nouvelle mode est apparue depuis quelques mois. Elle consiste à pulvériser dans le conduit du sérum physiologique. Si c'est physiologique... c'est forcément bon pour l'organisme. Notre époque réprouve odeurs ou saletés. Tout orifice doit être irréprochable. Le sérum physiologique dont le Français fait grand usage pour les nez

encombrés des nourrissons est dorénavant utilisé pour leur propre nez (alors qu'il est parfaitement propre et que son propriétaire sait se moucher) et les oreilles. Cela amène parfois une irritation chronique, notamment de l'orifice narinaire qui cesse miraculeusement à l'arrêt des lavages… Il suffit d'ailleurs de juger de l'évolution d'une plaie superficielle soumise à des bains de mer répétés pour constater que de telles habitudes ne sont pas très… physiologiques !

Deux anecdotes pour clore le sujet, rapportées pour la première, par l'un de mes collègues.

Constatant qu'une de ses patientes présentait un gros bouchon de *cérumen* il en pratiqua le lavage avec un énéma (poire à eau).

Le patient … *patient*, attendit quelques minutes avant de remarquer :

Si je comprends bien Docteur, vous lavez l'oreille gauche pour expulser la cire qui se trouve dans l'autre oreille ?

Un peu confus, ce collègue revint laver le bon côté.

La couleur de la cire est également une source d'interrogations.

Alors que j'extrayais du conduit une cire ambrée une patiente, probablement surprise de la couleur s'interroge et m'assène :

C'est pour ça que je mouche aussi la même chose !

Le Français, on le voit, n'est jamais à court d'arguments !

CRISTAUX :

Pas un jour de consultation sans recevoir un patient *qui a des cristaux…*

Il y a quelques décennies, nous avions la même chose avec les maladies de Ménière et nos correspondants nous adressaient un patient ayant un vertige de Menière… (nous reverrons cette affection). Pourtant ces vertiges décrits au XIXe siècle par Prosper Ménière restaient fort rares.

Ce n'est pas le cas *des cristaux*, très fréquent. De là, à nous les servir à toutes les sauces !

Certains patients, revisitant le mot, avant même de s'asseoir, nous gratifient d'entrée de jeu d'un :

J'ai des cristaux liquides dans l'oreille.

De quoi s'agit-il schématiquement?

De ce que l'on appelle le vertige positionnel.

L'oreille interne est le siège de l'audition et de l'équilibre. Le système vestibulaire (équilibre) est constitué de zones sensorielles constituées de cellules surmontées de cils qui baignent dans un gel. Ce gel est parsemé de cristaux de calcium encore appelés otoconies ou otolithes (pierres d'oreille). Tout déplacement de la tête mobilise les cils sous le poids de ces cristaux, permettant, à tout instant, de connaître la position de la tête dans l'espace. Un excès de cristaux, captifs dans ce gel, va appuyer sur ces cils de façon excessive. Un mouvement de la tête déclenchera alors un vertige positionnel.

Le traitement spécifique reste la manœuvre libératoire.

Schématiquement, on secoue les branches d'arbre qui ploient sous l'excès de fruits. La chute d'une partie d'entre eux repositionne les branches.

La manœuvre libératoire réalise la même chose. Les cristaux en trop grand nombre s'échappent du gel un peu trop « collant » (cause de cette affection) lors d'une mobilisation de la tête. Les cils reprennent alors leur position normale… du moins jusqu'à la prochaine crise qui surviendra quand les otoconies seront de nouveau en excès.

L'idéal serait bien sûr de rendre ce gel moins collant, mais le traitement préventif reste à découvrir (avis aux amateurs éclairés).

Le diagnostic doit être fait par le médecin, mais le traitement, quand les récidives sont fréquentes, peut être expliqué au patient qui pourra réaliser lui-même sa manœuvre.

DOC'S PROPLUG

Voilà quelque chose de bien peu connu par la majorité des gens, même les ORL sauf les médecins fédéraux de plongée, peut-être aussi les plongeurs et les surfeurs, mais encore...
Il est pourtant utile dans certains cas et a donc droit à sa place ici.
Il s'agit de bouchons anatomiques souples, de fabrication américaine (Scott 1977) initialement créés pour le besoin des surfeurs qui s'adaptent exactement à la conque de chacun (dépression centrale du pavillon de l'oreille) et dont la partie médiane pénètre dans le conduit de l'oreille.
Il en existe deux sortes.

- Les doc's proplugs ventilés
- Les doc's proplug non ventilés

Les doc's proplugs non ventilés totalement imperméables à l'eau peuvent être prescrits chez les patients porteurs d'aérateurs transtympaniques (diabolos mettant en communication l'oreille moyenne et l'oreille externe) ou en cas de perforation tympanique par exemple, mais d'autres embouts imperméables existent et l'intérêt premier de ces doc's proplug n'est pas là.

Plus intéressants sont les embouts ventilés.
Souvent de couleur transparente, ils présentent à l'extrémité qui pénètre dans le conduit un micro orifice appelé valve de Scott du nom de son inventeur.
Ceux-là peuvent être utilisés par les surfeurs et surtout les plongeurs et apnéistes.
Le trou d'évent permet en effet à l'eau, lorsque l'on descend, de pénétrer doucement dans le conduit repoussant l'air en aval qui se comprime en fonction de la profondeur (comme le ferait l'air dans un verre d'eau que l'on immerge tête en bas).
Il persiste donc toujours un manchon d'air qui reprendra toute la place du conduit, une fois le plongeur ou l'apnéiste revenus à la surface.
Mais alors quel en est l'intérêt ?
Tout d'abord, précisons qu'un embout étanche n'est pas envisageable chez un plongeur. La pression exercée sur le conduit en descendant transformerait un modeste embout en un projectile pénétrant dans le conduit.
Dans le cas de l'embout ventilé, l'apnéiste Umberto Peilizarri le cite dans son ouvrage **apnée** pour la prévention des otites externes (c'est à dire l'infection du conduit de l'oreille).
En effet ces embouts en annulant les mouvements de circulation d'eau refroidissent peu ou pas le tympan et le conduit, diminuant le risque d'otites et notamment d'otites externes grandement favorisées par les mouvements d'eau salée, irritants et créant lors des descentes répétées, des micros- excoriations du conduit (avec les grattages, le vent, le froid après les plongées), point d'appel des otites externes.
Que peut-on en attendre de plus chez le plongeur ou l'apnéiste ?
Cette absence de mouvement incessant d'eau froide dans les conduits, ainsi que ce mélange eau-air contre eau pure laisse préjuger d'une plus grande facilité à compenser

pour ceux qui auraient des problèmes d'équilibrage et peut donc être également intéressant à ce titre.

Et pour le surfeur ?

Scott insistait sur la nette diminution des exostoses du surfeur (formations d'os dans le conduit, à proximité du tympan rendant l'évacuation d'eau difficile et les dépôts de cérumen fréquents), liée au fait que ces doc's proplugs supprimeraient la circulation d'eau froide dans les conduits.

Ces exostoses ne sont cependant pas rares, tant s'en faut, chez le plongeur, bien que nettement moins fréquentes. Le plongeur, encore plus que le surfeur est soumis à des contraintes thermiques répétées avec des eaux souvent beaucoup plus froides au fur et à mesure de sa descente.

Il m'apparaît intéressant d'évoquer une autre cause. Le surfeur, tout comme le plongeur est soumis à des gifles d'eau répétées à chaque contact avec l'élément liquide.

Il pourrait être judicieux d'évoquer un phénomène naturel de défense de l'organisme contre ces agressions pressionnelles répétées, créant ainsi une digue osseuse qui viendrait limiter les risques de déchirure tympanique.

DOULEUR:

Vaste chapitre. Peut-être vaudrait-il mieux dire immense tant notre méconnaissance était grande pour la traiter, du moins jusqu'à ces dernières années.

Pourtant notre extrémité céphalique est riche de pathologies douloureuses, et ce, à tout âge: migraines, sinusites, algies dentaires, névralgies, douleurs postopératoires, douleurs cancéreuses, douleurs d'arthrose...

En 1993 encore, lors du Congrès de l'association Internationale pour l'Étude de la Douleur, l'ancien ministre de la santé et médecin lui-même, Philippe Douste-Blazy dressa un constat accablant sur nos pratiques médicales. 90% des douleurs cancéreuses pourraient être soulagées alors que seuls 30% l'étaient correctement !

50% des patients ne recevaient aucun traitement. La France, reléguée au 40e rang mondial pour l'usage des stupéfiants à usage médical !

Avec une indifférence quasi générale pour ces symptômes, sources de doléances répétées, que l'on ne traite pas ou très mal, peut-être simplement parce que l'enseignement restait des plus ténus et que le médecin n'avait jamais été formé au difficile traitement de la douleur.

Heureusement l'attitude médicale évolue.

Depuis l'Antiquité, les philosophes (Platon, Aristote notamment) avaient longuement analysé plaisir et douleur, l'un n'allant pas sans l'autre pour Platon par exemple. Plus tard, Descartes et Pascal en donneront une définition.

On opposait douleur physique, à la souffrance, qui est une douleur morale.

En 1986 enfin, une définition de la douleur est tentée. C'est une expérience sensorielle et émotionnelle désagréable, associée à une lésion tissulaire réelle ou potentielle, ou décrite dans des termes évoquant une telle lésion. Ainsi on associe à la douleur organique, la souffrance psychologique variable selon chaque individu et son vécu personnel, permettant de comprendre les discordances anatomocliniques, le chiffrage variable selon les individus et l'effet placebo constaté chez certains patients (un médicament censé ne pas agir sur la douleur soulage le patient).

En 1995, le Code de déontologie médical précise qu'en toutes circonstances, le médecin doit s'efforcer de soulager les souffrances de son malade... Enfin !

Pourtant, plus de quatre siècles avant J.-C, Hippocrate, fondant les bases de la médecine moderne et rejetant les croyances qui attribuaient à des forces surnaturelles ou divines la cause des maladies, précisait dans son serment, repris en fin d'études par tous les étudiants en médecine des pays occidentaux :

> *« Dans toute la mesure de mes forces et de mes connaissances, je conseillerai aux malades le régime de vie capable de les soulager et j'écarterai d'eux tout ce qui peut leur être contraire ou nuisible... »*

Bien que désuet de nos jours, ce serment imposait pourtant déjà chez tout médecin une obligation envers leurs patients : celle de traiter et de soulager leurs douleurs, qu'elles soient physiques ou morales...

Dorénavant, et c'est normal, tout patient peut prétendre avoir sa(ses) douleur(s) soulagée(s) et ce, à tous les stades de la maladie. Et aucun interdit ne doit exister. L'effet antidouleur du cannabis existe et est utilisé dans d'autres pays que la France. Il serait regrettable que là comme dans beaucoup de cas, la France reste en retard pour traiter les patients porteurs de douleurs chroniques et invalidantes, quelle que soit la thérapeutique prescrite, dès l'instant qu'elle se trouve en des mains compétentes.
Depuis la loi Kouchner de 2002, un nouvel acteur est intervenu : « *Les associations de malades* »
Ces associations sont parties prenantes dans le processus de santé et, au fil des ans, leur influence croît.
C'est une bonne chose que le médecin doive rendre compte de ses actes, car il tient entre ses mains la vie d'une personne.
Toutefois, dans le cas du traitement de la douleur, des plaintes de plus en plus nombreuses risquent de voir le jour pour le délicat traitement antalgique aux phases palliative et terminale.
Comment soulager sans sédater le patient et parfois l'endormir définitivement ?
Qui doit soulager, voire donner intentionnellement la mort à l'aide de cocktails sédatifs à un patient au stade terminal qui souffre et qui réclame d'être soulagé...
Est-ce le rôle du médecin censé donner la vie et soigner les malades ?
Ceci renvoie à la difficile question de l'euthanasie pour le soignant, pour la famille du mourant et pour le patient lui-même.

DYSPHONIE :

Le préfixe dys du Grec, très utilisé en médecine, signifie malformation, difficulté...
C'est la **modification de la voix**, quelle qu'en soit la cause.
La voix nous trahit, nous révèle, elle peut-être un de nos plus grands atouts comme signer notre perte... Elle reste inchangée – ou presque – au cours d'une vie.
Elle est unique. Notre voix nous permet une reconnaissance instantanée même à l'autre bout de la planète, mais reste pourtant inconnue de son propriétaire !
La voix est le reflet de l'âme, disait Platon.
Elle a même été un moyen de détecter les mensonges...
C'est le plus bel instrument à la disposition de l'homme et un atout qui lui est propre à la base de son formidable essor dans tous les domaines.
Mais la vie, notre environnement, nos excès, la maladie, nos émotions la mettent à rude épreuve !
Plus grave chez l'homme, car les muscles vocaux sont plus longs que chez les femmes, grâce à ce cartilage thyroïde saillant que l'on appelle communément pomme d'Adam,

elle reste chargée d'émotions et de sensualité chez la femme quand elle joue dans ce registre. Mais pour ce faire, il faut parfois avoir beaucoup fumé...
Le spécialiste, avant même d'examiner un patient, avant même de sentir sur lui l'odeur qui le trahit, sait déjà s'il fume au timbre de sa voix.
Les cordes vocales, qui s'ouvrent à l'inspiration, vibrent en fermeture quand on parle, lors de l'expiration. Nous sommes les seules espèces à avoir élaboré un langage aussi sophistiqué, et, corollaire évident, l'écriture pour coucher sur parchemin ces mots si élaborés... Notre organe vocal peut être la cible de toutes les affections, de la plus bénigne à la plus sérieuse.
Nodules en cas de mauvaise utilisation, polypes (qu'il faudra opérer) et bien d'autres affections sans oublier un cancer (qui se niche là comme ailleurs), mais dont le pronostic reste excellent du fait d'un diagnostic très précoce, car la modification durable de la voix interpelle rapidement patient et entourage.
Une modification trainante de sa voix mérite donc que l'oto-rhino s'y attarde.
Il arrive toutefois que ce dernier soit pris à son propre piège.
Je me souviens d'une chanteuse lyrique, pour qui cet instrument ne peut se permettre le moindre caprice, la moindre imperfection, accourue paniquée au cabinet, car elle ne pouvait plus faire ses vocalises. Elle avait un concert le lendemain et *la voix de tête* ne passait plus !
J'eus alors droit à une démonstration dans le maigre espace clos du cabinet. Un ange est passé, la salle d'attente s'est tue.
Les personnes présentes, ma secrétaire, mon associé et moi, nous en souvenons encore...
Mais je n'ai jamais perçu la moindre anomalie.

ÉPISTAXIS :

Étymologie tirée du Grec, c'est le saignement de nez.
Là, on se trouve confronté à un problème de syntaxe.
Le médecin, ou la plupart, nous adressent *un* épistaxis.
Nous autres, ORL, traitons *une* épistaxis. Mais la quasi généralisation du genre masculin par le plus grand nombre nous confronte à un problème inavouable. Faut-il répondre *un* pour rentrer dans le moule ?
À l'heure où 314 enseignants décrètent qu'ils prendront part à l'enseignement de l'écriture inclusive, malgré les très fermes mises en garde de l'Académie française et du Ministère de l'Éducation nationale, prônant une illisibilité totale pour les élèves et les Français, que doit-on décider ? Outre qu'une telle prise de position de la part de ces enseignants signataires soit « hors la loi », il convient peut-être de rappeler que de nos jours un pourcentage important d'élèves rentre au Collège sans dominer la langue française. Faut-il la rendre encore plus incompréhensible pour un certain nombre au prétexte d'une égalité hommes-femmes ?
Pourquoi ne pas commencer à orthographier correctement les panneaux indicateurs ou les noms des rues qui bien souvent servent de références pour certains. Je déplore que dans la ville où je travaille on ait attribué à Degeyter, auteur de la musique de l'Internationale une particule.
L'auteur de ce chant révolutionnaire doit se retourner dans sa tombe à chaque fois qu'on anoblit son nom. L'indication du Théâtre Gérard Philipe, lieu important de Saint-Denis, écrit parfois avec deux p comme le prénom me heurte tout autant. Mais il est vrai qu'il est permis d'écrire les noms propres comme on le désire...

Mais revenons à nos saignements :

Quelles sont les causes de ces épistaxis ?

Dans la grande majorité des cas, il s'agira d'un **enfant** qui saigne fréquemment du nez (un ou deux côtés) et qui revient régulièrement à la consultation. L'examen retrouve sur la tâche vasculaire (paroi tout antérieure de la cloison nasale) de petits vaisseaux apparents, dessinant une véritable arborescence. Ces vaisseaux sont fragilisés et saignent à la moindre mésaventure locale (grattage intempestif, écoulement nasal chronique purulent ou clair notamment en cas de poussée allergique). D'autres facteurs cycliques favorisants sont bien connus des ORL. Il s'agira notamment de la saison :

- En été, la chaleur crée une vasodilatation normale des vaisseaux aggravant leur fragilité et favorisant le saignement.
- En hiver, le phénomène est le même. Le chauffage excessif et l'absence bien souvent d'humidification des pièces (à commencer par la chambre) créent une sécheresse locale préjudiciable, favorisant le saignement.

Pourquoi l'enfant ?
Il est communément admis que les vaisseaux de la tache vasculaire sont plus fragiles à cet âge. Certainement parce que les jeunes sont en pleine croissance pendant des années et que les organes qui suivent cette évolution sont fragilisés pendant cette phase de croissance. Ces épistaxis s'arrêtent d'ailleurs spontanément à l'âge adulte.

Pour les **adultes,** le diagnostic est différent : excluons d'emblée les épistaxis chez les patients présentant un traitement anticoagulant, où une épistaxis peut témoigner d'un mauvais équilibre du traitement. Le diagnostic reste simple, mais déborde largement du cadre ORL.
Il en est de même du patient présentant une affection hématologique (sang), que l'épistaxis soit révélatrice du diagnostic ou qu'il s'agisse d'un patient traité par chimiothérapie qui peut affecter la lignée plaquettaire.
Citons :
- L'épistaxis chez un patient présentant une **rhinite croûteuse** occasionnant des nettoyages agressifs lésant la muqueuse et favorisant les saignements itératifs. Le traitement repose sur la lubrification locale et la pommade antibiotique. ET PAS DE SÉRUM PHYSIOLOGIQUE.
- Une **perforation de cloison** au niveau des taches vasculaires, quelle que soit sa cause déclenche les mêmes effets et bénéficiera des mêmes traitements.
- La **maladie de Rendu-Osler,** certes rare, mais redoutable. Il s'agit d'une maladie familiale se transmettant sur le mode autosomique dominant (c'est à dire par les chromosomes non sexuels et un seul allèle sur deux suffit à transmettre la maladie). C'est une maladie potentiellement grave, reconnaissable par la présence de télangiectasies (dilatation des petits vaisseaux se traduisant par des taches violacées visibles parfois sur les lèvres, la langue, les doigts et très fréquentes dans le nez) qui ont la particularité de saigner très facilement. La gravité vient de la fréquence des saignements qui peuvent toucher de nombreux organes. Leur traitement va de la transfusion (saignements répétés occasionnant une anémie) à des traitements médicamenteux, mais aussi une embolisation par microparticules solides libérées dans la circulation et obturant le tronc artériel nourricier, causant les saignements.

- Une poussée tensionnelle sévère peut déclencher une épistaxis. Il faut alors considérer qu'il s'agit là d'une soupape et rassurer le (la) patient(e). Cette épistaxis étant préférable à un saignement intra crânien.
- Une sinusite infectée peut occasionner une épistaxis, mais aussi une tumeur nasale, qu'elle soit bénigne ou maligne (rare+++). L'examen faisant le diagnostic. Le traitement médical et/ou le traitement chirurgical réglant le problème du saignement.

Voici énumérées les principales causes d'épistaxis chez l'enfant et l'adulte en gardant à l'esprit deux points essentiels :

- Il s'agit le plus souvent d'enfants.
- Le pronostic (excepté le Rendu-Osler particulièrement récidivant et touchant de nombreux organes) est **toujours sans gravité.**

Traitement de l'épistaxis de l'enfant.

Avant de passer nécessairement chez l'ORL quand les épistaxis se répètent, des moyens simples suffisent dans l'immense majorité des cas à régler le problème dans l'immédiat. À condition bien sûr de pratiquer les bons gestes...
Car les méthodes de traitements qui nous sont souvent rapportées, même de nos jours, et scrupuleusement appliquées par les patients zélés sont parfois ahurissantes, mais puisque c'est écrit...

En cas de saignement de nez, appliquez un linge humide et froid sur la nuque (ou sur le front, voire glace dans la bouche) et allongez-vous...

Certes le saignement, à défaut de s'interrompre, disparaît immédiatement à la vue du patient inquiet puisque le sang, comme tout fluide digne de ce nom, empruntera le chemin le plus court et le plus déclive, s'écoulant ainsi dans l'arrière-gorge du patient, immédiatement rassuré, mais qui ne devrait pas l'être !
Comment peut-on énoncer de tels propos, contraires au simple bon sens qui, lui, ne requiert aucune connaissance médicale pour comprendre que cette méthode ne règle rien et peut même compliquer l'évolution. Le caillot de sang qui s'accumule dans l'arrière nez ou l'arrière-gorge pourra se déplacer, une fois le patient endormi, empruntant, là encore le plus court chemin qui lui est offert : la trachée et les poumons !
Heureusement, depuis des temps immémoriaux, le saignement de nez n'a jamais tué quiconque du moins si l'on exclut la rupture de la carotide dans un sinus profond et là...

En cas de saignement de nez, il faut pincer la racine du nez (tout en haut du nez)...

La racine du nez ne se déprime pas. Nous pinçons la peau sur le haut des os du nez. Mais le saignement (comme la musique) ça vient de l'intérieur... Quel va être le résultat selon vous ?
J'ai même entendu, il y a peu :

Il faut prendre un mélange de curcuma et de coco pour arrêter ce saignement ...

Très bien, mais sous quelle forme ? En ingestion ou en pulvérisation nasale ?

Rappelons donc, s'il en était besoin (car les manuels de secourisme sont maintenant très clairs et très précis sur la méthode à pratiquer) ce qu'il faut faire :
Penchez votre tête en avant pour que le sang s'extériorise, mouchez-vous (cela n'augmentera pas le débit, bien au contraire, car les caillots entretiennent le saignement) et pincez votre **pointe de nez** entre le pouce et l'index dix minutes (on le dit) montre en main.
Il faut deux doigts et non un seul du côté concerné, car là… on ne comprime rien !
Le saignement s'arrête (toujours). Il vous faudra ensuite aller consulter votre médecin, mais sachez que ce saignement est parfois une nécessaire soupape en cas de poussée tensionnelle et que ce n'est JAMAIS dangereux.
Donc : deux doigts bien placés (il est rare qu'on les ait oubliés), de la « zénitude » et éviter de courir un marathon juste après.

Un petit peu d'histoire :

Depuis l'Antiquité les épistaxis n'auraient jamais tué personne…
Est-ce certain ?
Il semble pourtant que l'un des plus redoutables guerriers de tous les temps ait succombé à cette hémorragie.
Au Vème siècle, les hordes de Huns envahissent la France. Ces hordes sauvages que les habitants désignaient comme le fléau de Dieu. Ces hommes dont l'herbe ne repoussait pas après leur passage, qui feraient « cuire » leur viande en s'en servant comme selle quand ils montent un cheval.
Attila, leur chef à qui rien ne faisait peur et fondait sur les villes écrasant tout sur son passage, semble bien être mort dans son lit le jour de son mariage vers 453 d'une épistaxis. On peut supposer, qu'après une nuit bien arrosée il se soit couché et qu'un saignement de nez ait coulé dans ses bronches, sans qu'il puisse s'en rende compte et l'ait étouffé…

EUSTACHE (Trompe d')

La trompe d'Eustache (du nom du médecin italien qui l'a décrite à la Renaissance) est le canal qui fait communiquer la caisse du tympan (derrière le tympan) avec la partie postérieure de la fosse nasale, le rhinopharynx.
Elle s'ouvre passivement à chaque déglutition, permettant d'équilibrer l'air dans la caisse, égalisant la pression atmosphérique de part et d'autre de la membrane tympanique.
Sa taille évolue pendant la croissance, passant de 18 mm chez l'enfant pour atteindre 40 mm chez l'adulte. Parallèlement, de courte et sensiblement horizontale chez l'enfant, elle s'allonge et prend une direction oblique en bas, en avant et en dedans chez l'adulte, prenant un aspect en accent circonflexe plus ou moins ouvert.
On comprend donc ainsi pourquoi les affections rhinopharyngées du jeune enfant se compliquent si facilement d'otites.
A contrario, le cheminement tortueux chez l'adulte le mettra, en principe, à l'abri de ces complications, mais rendra l'équilibrage actif de la caisse (par diverses manœuvres), notamment en plongée, parfois bien difficile lorsque la pression atmosphérique augmente (descente dans l'eau/ descente en avion).

Tout obstacle mécanique sur l'orifice de la trompe d'Eustache au niveau rhinopharyngé rendra cet équilibrage aléatoire ou favorisera les complications otitiques.

- Chez l'enfant, ce sera avant tout de grosses végétations adénoïdes, souvent infectées qui peuvent se compliquer d'otites.
- Chez l'adulte, les causes sont plus nombreuses allant de reliquats de végétations, aux inflammations chroniques locales (favorisées par tabac/ allergie/ environnement) en passant par des tumeurs de la région, des séquelles de radiothérapie sans oublier un angle trop fermé au niveau de la jonction osseuse (postérieure) et fibrocartilagineuse (antérieure) de la trompe.

<u>Extraordinaire période</u> que cette Renaissance, où, dans tous les domaines, on assiste à une explosion des idées, des connaissances, de l'art (architecture, peinture, sculpture), de l'écriture, l'apparition de l'imprimerie, le développement de l'émaillerie… (Palissy), des découvertes astrologiques un peu plus tard.

Dans le domaine médical, cette époque voit la naissance de médecins anatomistes qui récusent les théories de Galien, et disséquent dorénavant des corps humains au risque de leur vie. Citons, pour les plus célèbres **Bartolomeo Eustachi** bien sûr qui décrira sa trompe, la cochlée (l'organe de l'audition) les muscles tenseurs des osselets de l'oreille, mais aussi Fallope, autre italien qui analysera le tympan, la fenêtre ronde en regard de la paroi interne de la caisse du tympan, la fenêtre ovale et ses rapports avec la cochlée et l'étrier (le plus petit osselet du corps humain), l'aqueduc de Fallope qui donne passage au nerf facial (nerf moteur de la face), entre autres… Vésale fera peindre ses splendides planches anatomiques par Le Titien… Ambroise Paré en chirurgie… Michel Servet, l'un des plus grands penseurs, médecin et théologien, Sylvius un peu après et tant d'autres.

Mais aussi sombres années, comme si la lumière devait avoir sa part de ténèbres. Intolérances religieuses amenant aux massacres et aux embastillements que l'on connait. Bernard Palissy en fera les frais et mourra en prison. D'autres artistes, libertins, savants seront brulés et leurs cendres dispersées par intolérance religieuse (Servet, Lucilio Vanini…) ou décapités comme l'humaniste, théologien et juriste Thomas More qui avait refusé de légaliser le divorce d'Henri VIII !

La découverte du Nouveau Monde fera sa part de ravages, décimant la population autochtone (maladies, guerres) malgré le souhait de Charles Quint de le conquérir avec justice et en sécurité de conscience (controverse de Valladolid).

L'histoire passée semble de peu d'influence sur le comportement des générations suivantes et elle demeure un éternel recommencement.

Comment mieux l'appréhender pour corriger nos excès ?

FOSSES NASALES :

Assis au bout de la table, près de la porte par laquelle on servait, le père Goriot leva la tête en flairant un morceau de pain qu'il avait sous sa serviette, par une vieille habitude commerciale qui reparaissait quelquefois.

- *Hé bien, lui cria aigrement madame Vauquer d'une voix qui domina le bruit des cuillers, des assiettes et des voix, est-ce que vous ne trouvez pas le pain bon ?*
- *Au contraire, madame, répondit-il ; il est fait avec de la farine de Haute-Brie, première qualité.*
- *À quoi voyez-vous cela ? lui dit Eugène.*
- *À la blancheur, au goût.*

- *Au goût du nez, puisque vous le sentez, dit madame Vauquer...*

Le nez, on l'oublie souvent, permet de sentir, mais contribue grandement à percevoir le goût des aliments. La langue, piètre goûteuse ne différencie que quatre saveurs : le sucré, l'acide, l'amer et le salé.
Balzac dans sa description ne s'y est pas trompé.
Rappelez-vous les œnologues. Ils gardent le vin en bouche, exécutent quelques mouvements qui s'apparentent à un rinçage de bouche et recrachent dans le seau réservé à cet usage, le nectar premier grand cru millésimé...
On parle de flaveur, terme qui désigne l'ensemble des sensations perçues lors de la mise en bouche associant les saveurs (propres à la langue) et les odeurs (propres au nez) qui sollicitent les cellules de l'odorat, à la partie toute supérieure du nez, **seules** capables de percevoir la subtile alchimie des aliments.
À quoi servent encore les fosses nasales ?
À respirer bien sûr ou plus exactement à réchauffer et humidifier l'air qui pénètre dans les poumons. Les filets d'air étant dirigés le long de saillies semi-circulaires (les cornets) recouvertes de cellules ciliées et à mucus qui s'attèlent à cette tâche. Un nez bouché donne une bouche sèche, car les fosses nasales ne remplissent plus leur fonction et l'on respire par la bouche...
Un nez ne coule pas et ne doit pas couler bien que l'une des doléances des patients soit de déplorer, parfois, que leur nez ne coule pas ce qu'ils assimilent à une pathologie !

L'odorat - l'olfaction - si important pour le goût peut être perturbé.
Dans les cas extrêmes, on parle d'**anosmie**. Le patient ne sent plus aucune odeur. Tous les aliments, tous les vins ont le même goût. Une atteinte virale, un métier dégageant des émanations caustiques, une allergie peuvent en être la cause. Redoutable quand elle devient définitive.
A contrario, le sens de l'odorat peut être perverti :
 - Perception d'une mauvaise odeur : objective (il existe une infection de voisinage) ou subjective. (hallucination olfactive : le patient perçoit une mauvaise odeur qui n'existe pas en réalité et pour laquelle on ne retrouve aucune lésion organique).
 - Exacerbation des odeurs et on parle d'**hyperosmie** qui peut être physiologique (lors de la grossesse par exemple).

GLAIRES :

J'ai « un » glaire dans la gorge !

Parle-t-on ici d'une quelconque pathologie qui nécessitera un traitement adapté, un traitement qui viendra à bout de « ce » glaire, si pénible, si mal vécu par le patient et pourtant si anecdotique, banal, fréquent - doléances pluriquotidiennes –, mais que le médecin est bien en peine de soulager, faisant parler de « bobologie »...
Et la panoplie médicale, quasi inexistante, ne nous aide pas pour satisfaire ces patients exigeants, beaucoup trop exigeants, enfin !!! Ils n'en mourront pas !
Le médecin qui trouve le traitement radical, le traitement miracle pour ce symptôme mérite la Légion d'honneur pour services rendus à la nation.
L'environnement - il a bon dos -, mais c'est évident, en est l'un des principaux pourvoyeurs.
Il n'est pas le seul.

Le tabac, qu'on le veuille ou non, vient aggraver le tout...
Cette cigarette qui, outre le cancer, aggrave l'encombrement bronchique, induit et entretient une inflammation chronique, altère le goût et l'odorat, bouche nos artères, favorise l'hypertension artérielle, aggrave l'asthme et j'en passe !
What else ?
L'allergie certes, nous le reverrons.
Un mauvais tirage du nez...
Le nez est une cheminée qui amène l'air aux poumons. Un mauvais tirage ou un mauvais rapport entre la taille du conduit et la pièce fait entrer la fumée dans la maison. Un nez qui respire mal, partiellement bouché, réchauffe mal et humidifie mal l'air entrant. Des glaires s'accumulent ainsi dans l'arrière-nez. Il est donc nécessaire de régler - par un acte chirurgical parfois – ce problème de nez obstrué.
Puis on conseille vivement au patient l'arrêt du tabac (pas sûr qu'il obtempère) et après ?
On traite... Avec les succès que l'on connaît. On améliore un peu... Mais le patient, on l'a dit, est exigeant. Alors ?
Que peut-on faire pour l'environnement, le stress, le climat, autant de facteurs qui contribuent à l'entretenir ?
Proposer un changement d'affectation avec un climat chaud et sec ?
Ils seraient tous d'accord, mais combien le peuvent ? En vacances d'ailleurs, pour peu qu'elles durent suffisamment, ils sont guéris ou nettement améliorés !
Alors, je fais une proposition : une prise en charge à 100 % par la Sécurité sociale pour un séjour au soleil !
Depuis 1947, notre SS est déficitaire, mais que de remboursements inutiles pourrait-on éviter afin de l'équilibrer ou mieux de la rendre excédentaire ce qui nous permettrait par exemple le remboursement de lunettes ou d'appareils auditifs qui, eux ne sont pas du luxe...
Ce serait politiquement très incorrect de citer ces gâchis, mais pour les substituts nicotiniques (patchs) c'est tentant. D'autant qu'ils sont remboursés, à concurrence de 50€, voire 150 € pour les femmes enceintes et les jeunes de 20 à 25 ans...
Ils ont pourtant fait la démonstration de leur piètre... efficacité ou plutôt de leur totale efficacité chez les fumeurs qui auraient pu arrêter sans.
Mais les laboratoires pharmaceutiques sont puissants.

GLOMUS TYMPANIQUE :

Bien que fort rares, les symptômes de cette affection sont par contre très communs.
Tumeurs nerveuses développées aux dépens de ce que l'on appelle des paraganglions – amas de cellules ayant à la fois les propriétés des cellules nerveuses et glandulaires - entourant des chaînes nerveuses situées, pour le glomus tympanique, le long d'un nerf (le nerf de Jacobson) qui se trouve dans l'oreille moyenne. (autrement dit, derrière le tympan)
Tous les paragangliomes (*glomi*) ont la particularité d'être très vascularisés, pouvant même envahir des structures vasculaires et nerveuses importantes.
Ils sont en outre souvent multiples et une notion familiale est fréquemment retrouvée (10% des cas).
L'aspect otoscopique retrouve un tympan rouge framboisé parfois soufflé dans sa partie inférieure.

Le patient se plaint d'une baisse de l'acuité auditive, parfois d'acouphènes pulsatiles. La surdité est de type transmissionnelle – un organe de transmission est concerné - et le diagnostic fortement suspecté sur ces éléments.
On évitera une paracentèse (incision du tympan) particulièrement hémorragique... et les examens complémentaires feront le diagnostic.
Le traitement est chirurgical parfois précédé d'une embolisation des axes artériels vascularisant cette tumeur bénigne, mais très hémorragique, ce qui facilitera son ablation...
Rassurez-vous : c'est très rare et si tout le monde peut avoir ces symptômes isolément ou non, il serait étonnant que vous soyez concerné, mais voir son médecin n'est jamais défendu...

GOUTTE AU NEZ :

Il y a peu, on appelait élégamment cette rhinorrhée claire « le nez sénile » !
Cette goutte au nez touchait volontiers des gens âgés donnant cette larme perlant sous l'appendice nasal, exacerbée aux changements de température – caricature du vieillard mangeant sa soupe – que l'on nous a longtemps servi dans les livres.
Plus rien de tel maintenant.
Les jeunes, comme les moins jeunes en sont victimes...
Loin de moi l'idée d'en rajouter et d'invoquer encore et toujours dans sa genèse, notre dérèglement environnemental.
Mais enfin.
Voici des symptômes nouveaux qui apparaissent à tout âge. Que l'on puisse dire que les nez des sujets âgés aient perdu un peu de leur adaptation aux changements de température, oui.
Mais ça, c'était **avant** !
Difficile de retenir cette hypothèse pour nos jeunes.
Il faut en rapprocher - car on le lit partout - l'hydrorrhée matinale soit la goutte au nez du matin, dès qu'on met le pied hors du lit. Mais là aussi il y a, *ipso facto*, changement de température...
Y a-t-il réellement une différence physiopathologique entre ces deux entités ?
Je n'en suis personnellement pas certain et les traitements anticholinergiques locaux (substances empêchant l'action d'un neurotransmetteur l'acétylcholine) prescrits sont relativement efficaces. Un neurotransmetteur est une substance libérée dans l'espace synaptique - entre deux neurones - et qui permet le passage de l'influx nerveux) marchent bien dans les deux cas, à condition de respecter les contre-indications.

Autre goutte au nez plus connue et commune, le *rhume de cerveau*, ou coryza, qui constitue une rhinite aigüe d'origine virale, très contagieuse susceptible de surinfection qui nécessitera alors une antibiothérapie passagère. Daumier la croquera dans la « caricature provisoire » du 21 avril 1839 avec la légende suivante :

B'en parlez pas, j'suis enrubé du cerbeaux

ou la grippe, donnant un tableau similaire plus marqué, plus sévère, évoqué dans les croquis parisiens *Paris grippé*, publiés successivement en 1858 et 1864 dans le « Charivari ».

La France déjà, connaissait ses épidémies de grippe, plus ou moins redoutables, notamment celle de 1858, « succédant à des typhoïdes particulièrement prolongées ou graves ».
Là, rien n'a changé, la grippe pouvant toujours être grave, mais fort heureusement la vaccination est passée par là...

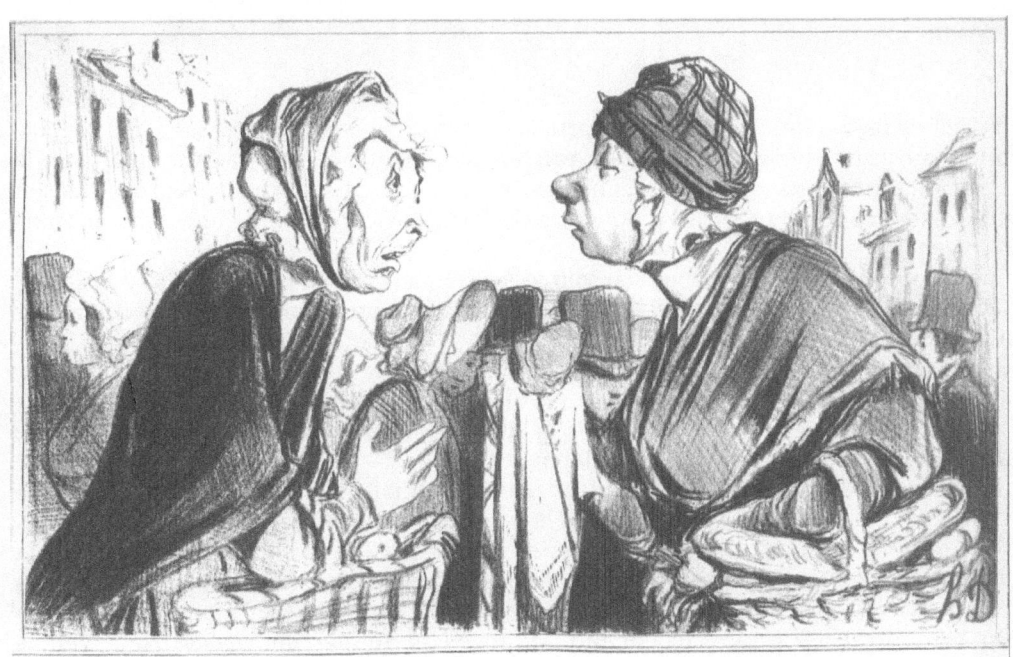

B'en parlez pas j'suis enrubé du cerbeaux que je n'bois pas clair ma chère !....

Mais revenons à notre goutte au nez. Il nous manque une description de notre appendice nasal « larmoyant » par notre Balzac national dans sa Comédie humaine. Pas moins de quinze volumes (Édition rencontre – Lausanne), des milliers de pages noircies d'une écriture fine et nerveuse sur les classes sociales et les individus qui la composent, roman d'une vie écrit sur près de trente ans sans que je me souvienne avoir retrouvé la moindre description de cette anomalie...
Daumier non plus n'a jamais esquissé le moindre nez gouttant spontanément...
Et quel dommage, car imaginons les talents déployés pour nous en parler ou le croquer!
Dira-t-on encore que cette goutte au nez, ce nez sénile existent depuis toujours alors que le plus talentueux écrivain - portraitiste ne l'a jamais évoqué ! Que Daumier, sur des centaines de planches consacrées aux Gens de médecine ou aux Gens du peuple, ne laisse aller une seule fois son trait satirique pour l'esquisser !
Ces deux Honoré, dont *le prénom sonne comme un commandement et s'écrit comme un hommage* écrira le Professeur Mondor, l'auraient été (honorés), sans aucun doute, à décrire ou dessiner ce nez s'il avait existé !

Personnellement je reste convaincu qu'il était absent et que, jeunes comme vieux, nous assistons ici au dérèglement de certaines fonctions de notre organisme... qui découlent du dérèglement de notre planète.
Et ce phénomène n'existait pas il y a 150 ans ou plus...

HYPERCAPNIE :

Il s'agit de l'élévation de la pression partielle en gaz carbonique dans le sang.
Une mauvaise ventilation et/ou une baisse de la fréquence respiratoire diminuent la qualité des échanges gazeux (oxygène - gaz carbonique) au niveau alvéolaire. Il s'ensuit une augmentation du gaz carbonique dans le sang et conjointement une diminution de l'oxygène.
Comment survient-elle et quelles en sont les conséquences ?
Un obstacle mécanique au passage de l'air dans les poumons engendre ces troubles par abaissement du volume de la ventilation.
La broncho-pneumopathie obstructive (par diminution des échanges alvéolaires) est l'exemple le plus fréquent d'affection perturbant les échanges gazeux (oxygène / gaz carbonique) et la cause principale reste la tabagie. Il s'agit à terme d'une affection grave pour laquelle nous n'avons pas de traitement curatif.
Un obstacle mécanique peut entrainer un arrêt total et plus ou moins long de la ventilation. On parle alors d'apnée, nous le reverrons à rhonchopathie.
Une des conséquences propres à cette hypercapnie, outre l'augmentation de la fréquence respiratoire, est représentée par les maux de tête... Les mêmes que ceux que l'on ressent en faisant une apnée sous l'eau si l'on manque d'entrainement.
On peut présenter ces maux de tête au réveil parfois accompagnés d'une fatigue importante si les cycles de sommeil ont été perturbés par des séries de réveils courts qui font repartir le cycle au départ, shuntant une phase de sommeil réparateur.
Les adultes qui présentent cette hypercapnie sur obstacle mécanique, excluant toute pathologie pulmonaire, ont souvent un aspect physique caractéristique décrit par Dickens au XIXe siècle pour un de ses personnages, Fat Joe et repris depuis sous le vocable syndrome de Pickwick : obésité, somnolence le jour, trouble du sommeil la nuit, ronflements, visage rubicond... (cf rhonchopathie)
Et pour les enfants ?
Ces enfants qui ronflent, se réveillent la nuit, pleurent, font des cauchemars et/ou pipi au lit ?
Peut-être que...
En questionnant les patients, on constate que certains enfants font fréquemment des cauchemars qui les réveillent... Normal après un cauchemar, me direz-vous. Mais pourquoi en feraient-ils autant ? On rêve chaque nuit, mais on ne se souvient de nos rêves que si le réveil survient immédiatement après. Alors ces enfants abonnés aux cauchemars. Est-ce un hasard ? La mauvaise ventilation favoriserait-elle ce type de rêves ? Je suis enclin à le croire. Et ces cauchemars nous feraient également pleurer si nous étions des enfants.
Certes, le pipi au lit au-delà d'un certain âge nécessite les conseils d'un pédiatre, voire d'un pédopsychiatre si le cas est sérieux.
Mais ce besoin de retourner dans un monde chaud, rassurant, protecteur ne cache-t-il pas parfois une peur panique pour un monde violent peuplé d'êtres hostiles qui hantent nos nuits?

Avant de se lancer dans une batterie d'examens parfois tous plus fous les uns que les autres, prenez le temps d'écouter dormir votre enfant...
Comment respire-t-il ?
Et avant de pousser plus loin les investigations chez ce déjà grand enfant qui pleure et continue parfois à tremper son matelas, voyez votre médecin afin qu'il voie si ses amygdales n'empêchent pas tout passage de l'air quand l'enfant est couché !
Cet examen qui représente bien peu de choses fait parfois gagner beaucoup de temps... et d'argent !

HYPERRÉACTIVITÉ NASALE SPÉCIFIQUE (OU NON)

C'est le nez allergique... aux allergènes qui nous entourent quand cette hyperéactivité est spécifique ou le nez réactif à un ensemble de facteurs extrinsèques, pas nécessairement des allergènes vrais, mais un simple changement de température (passage d'une pièce à l'autre ou de dedans en dehors), passage de la position couchée à debout... Le traitement reste cependant similaire et repose, entre autres, sur un traitement antihistaminique (antiallergique).
Un français sur deux de nos jours est ou sera allergique !
Contrecoup, dit-on, de notre société moderne, aseptisée, étalonnée, contrôlée ce qui nous vaut, nous assure-t-on, de vivre trois mois de plus tous les ans ! Le prix à payer en quelque sorte.
Ça ... et les progrès de la médecine bien sûr !
On peut donc bien accepter ces désagréments mineurs puisque le jeu en vaut la chandelle.
Pas sûr que le calcul soit correct.
Ceux qui gagnent trois mois tous les ans sont ceux qui décèdent maintenant.
De là à extrapoler à la génération qui sera vieille dans soixante ans ou plus et qui aura subi, sa vie durant, les manipulations génétiques, les traitements préventifs des sols pour les cultures, dans cette société où même les graines, les semences ne peuvent être repiquées, nécessitant de passer par les grands trusts seuls autorisés à vendre ces semences...
Aux États-Unis déjà, c'en est fini des 3 mois gagnés tous les ans.
Heureusement il reste en France des *irréductibles Gaulois qui résistent encore et toujours à ces envahisseurs.*
Doit-on appliquer à la lettre des décisions « quelconquement cons » comme aurait dit Nicolas Fargues ?
Déjà des viticulteurs remarquent que leur sol s'appauvrit avec les pratiques de l'agriculture moderne et l'usage intensif, souvent préventif, des pesticides, imposé par l'administration. Les rendements sont moindres, les sols sont tassés et l'eau ne pénètre plus dans ces terres causant çà et là des inondations.
Mais on n'aime pas ces originaux qui s'arque boutent contre les décisions administratives et décident de ne pas traiter leur vigne avec des insecticides toxiques. Et même si le tribunal de Dijon se penche (avec indulgence) sur le cas d'un viticulteur récalcitrant, cela n'empêche pas que de proche en proche les vignerons bourguignons en fassent de même et se révoltent contre ces décisions administratives.

Le cheval réapparait dans les domaines prestigieux, le désherbant Monsanto est abandonné, il lui est préféré les décoctions d'orties, de camomille et d'achillée... Le sol entre les ceps se recouvre d'herbes folles qui aèrent la terre...
Le réchauffement climatique a bon dos quand on l'accuse d'être responsable de cette sécheresse et de ces sols où l'eau ne pénètre plus !
On pourra chercher en vain dans Cyrano de Bergerac et sa tirade du nez - pas moins de 42 vers - la moindre allusion à ces nez allergiques !
Le seul écoulement décrit, outre l'épistaxis, tient en ces lignes :

> *Emphatique : « aucun vent ne peut, nez magistral,*
> *T'enrhumer tout entier, excepté le mistral !*

Les nez « déglingués » n'existaient pas en ce temps-là, pourtant pas si éloignés de nous !
Ou sinon...
Nul doute qu'après Honoré de Balzac et Daumier, Edmond Rostand l'eut rajouté à sa tirade s'il en avait eu « vent » !

IMPULSIVITÉ, INATTENTION :

Rien ici de pathologique à priori ni de spécifique à l'oto-rhino.
Combien d'enfants voyons-nous qui ne tiennent pas en place et pour lesquels l'examen promet d'être difficile ?
On les repère dans la salle d'attente, ces enfants qui ne se posent pas une minute, s'agitent, se tortillent, se lèvent... puis se rassoient sous la demande insistante ou résignée des parents qui essaient de canaliser leur trop-plein d'énergie. Depuis des années, on parle d'enfants hyperactifs dont le pourcentage reconnu varie de façon spectaculaire selon les pays. En France, on estime qu'ils sont 5%.
C'est une réelle pathologie nécessitant un traitement qui n'est pas de notre ressort.
Mais parmi ces « enfants remuants » des salles d'attente que nous rencontrons quotidiennement, tous ne sont pas hyperactifs. Tant s'en faut !
Parfois, en quelques minutes, nos jeunes « actifs » ont étalé d'un revers de bras les journaux sur le tapis où ils se posent, faisant des petits morceaux des couvertures, sous le regard bienveillant de leurs parents rassurés qu'ils aient de quoi s'occuper.
Ils continuent leurs incursions au cabinet dans les tiroirs du bureau malgré nos remarques tempérées, peut-être trop.
Dans le monde dans lequel nous vivons, tout bouge très vite, trop vite. La technologie qu'on nous impose à grand renfort de publicités s'emballe, la vie suit le même mouvement emportant l'homme dans un maelström de folie.
Jamais nous n'aurons été aussi dépendants que maintenant de la technologie qui nous envahit, sans cesse plus sophistiquée, censée nous faciliter la vie, nous la rendre meilleure, plus douce...
Tout est à notre disposition et notre curiosité, nos interrogations sont réglées d'un simple click.
Pourtant l'excès d'informations, le tout possible, nuit à l'information.
L'info claire, raisonnée, traitée avec distanciation ne fait plus recette. On lui préfère « L'info Smartphones », trois mots qui apparaissent à intervalles réguliers et « à chaud » sur nos écrans, accompagnés d'une note de musique !

Comment dans cette vie trépidante, en perte de repères, l'enfant peut-il avoir des occupations simples, un livre d'images ou des jeux autres que virtuels si les parents, eux aussi, ont perdu leurs marques ?
Et pour garder des repères, il faut « donner du temps au temps ».
Jeune externe dans un service d'urologie, je me souviens de la surveillante de consultation, omnipotente, qui demandait aux patients de se déshabiller dans la cabine de consultation, mais surtout de garder leurs chaussures prétextant que des ampoules avaient été cassées dans la salle d'examen et qu'il pouvait rester des fragments de verre.
Un jour, étonné que ce discours se pérennise, j'ai dû marquer mon étonnement ce qui me valut l'explication tant attendue :

Certains patients sentent des pieds et ce n'est pas supportable pour le médecin...

Devrions-nous également préciser aux parents qu'une boîte de punaises a été renversée sur le tapis et qu'il pourrait en rester, les priant de ne pas laisser leurs enfants jouer à quatre pattes (surtout avec les journaux !) et de les tenir près d'eux ?
Non assurément !
Nous n'avons pas vocation à assurer la surveillance et encore moins l'éducation de ces chères têtes... brunes ou blondes.

INSECTES :

Chaque saison nous apporte son lot de petites bêtes qui ne font ni le délice des patients, qui arrivent parfois presque en hurlant au cabinet, ni celui des médecins selon le type rencontré.
L'été, c'est la saison des pucerons et moustiques qui se permettent des incursions dans le conduit auditif ou les fosses nasales où ils vrombissent fort peu de temps avant de s'avouer vaincus et de mourir dignement importunant peu de temps leur « heureux » propriétaire.
L'hiver, c'est une autre affaire ! Les frimas venant, certaines bestioles, comme les cafards, se réfugient dans les endroits obscurs et chauds, évitant ainsi, pensent-ils, de *se trouver fort dépourvus quand la bise sera venue...*
Cette possession se fait en pleine nuit, quand tout le monde dort...
Les appartements vétustes aux recoins multiples font le bonheur de ces blattes difficiles à éliminer.
Les crochets de leur patte antérieure et les tentatives désespérées pour franchir l'infranchissable mur que constitue le tympan créent des douleurs insupportables. La marche arrière n'est pas prévue chez ces cancrelats... Ils persistent donc à avancer jusqu'à ce que la micro pince salvatrice de l'opérateur vienne se refermer d'un coup sec sur leur corps caparaçonné. Un craquement sinistre informe l'examinateur que la bestiole est prise ! Gare à ne pas la lâcher avant de l'avoir plongée dans l'eau au cas où elle présenterait une quelconque velléité à vouloir repartir.
Une technique simple pour éviter cette promiscuité consiste à décoller le lit du mur et mettre une cuvette d'eau sous chaque pied. Les mutants ne sont pas encore au point pour traverser le bras d'eau avant de se retrouver en terrain sec.
Une fois, une tique des bois, réfugiée dans les parquets d'un appartement insalubre avait pénétré dans le conduit. Elle était gorgée de sang. La recherche d'une maladie de Lyme revint négative.

La littérature spécialisée décrit l'éclosion de larves, après pénétration de la mouche bleue de la viande (Lermoyez -1859-1929) dans les fosses nasales ou celles de *Lucilia hominivora* (autre mouche bleue) responsables de mutilations osseuses et de douleurs atroces...
Nous sommes, rassurez-vous, en d'autres époques et d'autres lieux.
À rapprocher cependant de ces insectes, les corps étrangers des conduits et des fosses nasales.
Ils constituent l'apanage de l'enfant (sauf pour le coton oublié dans le conduit).
On trouve de tout avec une prédilection pour la mousse des sièges (de voiture ou autre) dans les fosses nasales. Diagnostic facile pour les parents : ça coule sale et ça sent très mauvais dans une seule narine (généralement)!
Inutile d'essayer de l'enlever... Nous avons les moyens et le matériel pour le faire... pas vous !
Certains corps étrangers vivants trouvent dans le nez un milieu nutritif permettant de se développer, témoin un haricot germé qui ne gênait l'enfant que pour respirer.
Pour le « nénuphar » de Chloé qui poussait dans son poumon dans *l'Écume des jours*, ça reste l'affaire des pneumologues et il requiert des armes plus sophistiquées et malheureusement moins efficaces...

INSOMNIE :

Pas plus que pour l'impulsivité, cette pathologie ne semble relever de notre spécialité.
Pourtant l'insomnie n'en est parfois pas une si l'on exclut les grands insomniaques comme Proust.
Mallarmé disait ne pas dormir et rester éveillé vingt-quatre heures sur vingt-quatre, précisant élégamment que le sommeil n'était pas un vrai besoin, mais une faveur.
Ce *tapage nocturne des pensées* selon Sylvain Tesson.
Tout le monde dort.
Plus ou moins cependant... Plus ou moins bien aussi. David Foenkinos l'écrira magnifiquement :
Je pouvais peut-être envisager une vie de héros moderne. Seuls obstacles à cet héroïsme potentiel : mes insomnies. On ne peut pas sauver l'humanité sans ses huit heures de sommeil. Tous les héros dorment bien, même d'un œil.

Attention cependant à ne pas confondre insomnie et microéveils qui fractionnent le sommeil, cassent les cycles nocturnes et laissent au petit jour l'individu terrassé, abruti comme après une nuit blanche.
Ces sommeils hachés, eux, nous concernent, car ils rentrent dans le cadre des troubles du sommeil que nous reverrons à l'item **rhonchopathie** et qui constituent une véritable maladie s'ils sont associés à des apnées du sommeil.

ITARD (sonde d'...)

On ne l'utilise plus beaucoup, voire plus du tout, mais les médecins de ma génération disposaient dans leur matériel de base de quelques sondes de taille et de diamètre variables. Elles avaient pour fonction de cathétériser l'orifice de la trompe d'Eustache en passant par le nez, opération censée traiter de manière peu traumatique et en tout cas non chirurgicale les dysfonctions tubaires, voire les otites séreuses (nous verrons cet item).

Pourquoi en parler alors ?

Pour son créateur.

Né le 24 avril 1774 dans les basses Alpes (Oraison) dans une famille de négociants, Jean Marc Gaspard Itard est le troisième enfant d'une fratrie de cinq et demeurera le seul survivant. Il a 15 ans en 1789 quand il revient seconder son père après une instruction chez les Oratoriens de Marseille. Plus tard, grâce à son oncle, administrateur du directoire puis vice-président du district de Digne, qu'il accompagne à Marseille pour la levée de volontaires pour les armées de la Révolution, il intégrera l'armée comme aide-chirurgien à l'ambulance de Port-Cros dans la rade de Toulon. C'est là qu'il sera placé sous les ordres de Dominique Larrey, premier chirurgien de la Garde impériale et créateur des ambulances sauvant des milliers de vies sur les champs de bataille. Il partira à Paris dans le sillage de ce célèbre chirurgien, organisateur des cours publics d'anatomie (avec le squelette de Cadoudal monté sur fil de fer après 1804 !) intégrera la carrière militaire au Val - de – Grâce et deviendra en décembre 1800 médecin de l'Institution des sourds-muets, nommé par Bonaparte à la faveur d'un heureux événement, ce qui lui permettra, à ce titre, de disposer d'un appartement parisien.

Pour beaucoup d'ORL, Itard sera connu pour cette sonde et un imposant ouvrage écrit en 1821, couronnant ses années passées à l'Institut : *traité des maladies de l'oreille et de l'audition* », premier ouvrage moderne d'otologie, rendant dans son introduction un vibrant hommage à Vésale (contemporain d'Ambroise Paré), louant la précision de sa dissection, de ses dessins, de son esprit d'observation, qui, bravant les interdits de l'époque, disséquait les cadavres décrochés du gibet de Montfaucon, corrigeant les planches anatomiques de Galien (qui faisaient encore référence malgré l'inexactitude de ses planches anatomiques rapportées à l'homme et tirées de dissection de primates).

C'est à cette date (1800) qu'Itard, encore étudiant, bénéficia d'un second heureux hasard.

En août de cette année, on découvrit dans l'Aveyron un jeune enfant abandonné, dont l'unique demeure était la forêt. Vivant nu, marchant à quatre pattes, se nourrissant de racines et de glands, sentant ses aliments avant de les manger, ne parlant pas…

Cet enfant fut ramené à Paris pour être confié aux bons soins de l'abbé Sicard, directeur de l'institution des sourds-muets.

Tout ce que Paris comptait alors de fins esprits et de savants se penchèrent sur l'histoire de ce « Victor », l'enfant sauvage de l'Aveyron, trop heureux de retrouver pour ce dernier, l'histoire naturelle de l'homme. Médecins, naturalistes, philosophes, chercheurs passionnés par l'anthropologie naissante se penchèrent sur le cas de l'enfant.

Le professeur Pinel, célèbre aliéniste, professeur de pathologie interne et fondateur de la médecine des aliénés à Bicêtre, considèrera rapidement Victor comme simple d'esprit.

À ce psychiatre s'opposent deux jeunes personnes : le philosophe Degerando et l'étudiant en médecine Itard qui, après de longues observations sur l'enfant sauvage, affirment le caractère acquis de ses habitudes, lié à l'abandon précoce.

C'est ainsi qu'Itard prendra fait et cause pour l'enfant, se chargeant de le « reconstruire ».

Son ambition n'était pas mince, se faisant un devoir de le « civiliser », faisant de lui un être humain doté de compréhension et d'un langage.

L'approche d'Itard, à l'aube du XIXe siècle fut novatrice, car à l'otologiste, au médecin cartésien, il faut rajouter une approche philosophique avec le souhait de rattacher l'enfant à la vie sociale dans laquelle il évolue dorénavant lui faisant apprécier la douceur du monde dans lequel il se trouve.

Pourtant Itard reconnaitra plus tard que sa rééducation fut un demi-échec. L'enfant semblant comprendre des ordres élémentaires, mais il ne parlera jamais.
Certains pédopsychiatres considèrent que Victor fut le premier enfant autiste à bénéficier d'une tentative de réinsertion dans notre monde.
Autisme : Est-ce bien certain ?
Victor mourut précocement en 1828 (à l'âge de 38 ans) et malheureusement aucune autopsie ne fut pratiquée sur son corps.
De nombreux observateurs citèrent toutefois de multiples blessures qui auraient été causées par sa confrontation avec des animaux, dont une cicatrice linéaire et profonde, en regard du larynx.
Une telle cicatrice peut suffire à empêcher tout dialogue s'il existe une blessure de l'étage glottique, non exceptionnelle. Cela pourrait bien sûr expliquer l'impossibilité de s'exprimer. Mais il demeure peu envisageable qu'une telle blessure soit le fait d'animaux...
On peut, hélas, craindre que ces blessures aient été faites par sa famille avant qu'il ne se soit échappé très jeune.
Était-il simple d'esprit et sa famille aurait voulu le tuer ? Possible.
Présentait-il, de surcroit une surdité occasionnant de ce fait une surdi-mutité ? Peut-être.
Mais un enfant privé de langage très tôt, même s'il entend ne pourra jamais s'exprimer et comment se faire comprendre alors quand on n'a pas encore acquis l'écriture et que tout langage est impossible.

JABORANDI :

Voilà un nom d'arbuste, d'étymologie inconnue, qui fleure bon l'exotisme tout comme **Jacaranda,** arbre ornemental bien peu utile toutefois à notre spécialité ou **jojoba,** plante qui nous vient du Mexique et que toutes les femmes connaissent bien pour ses fruits, semblables à des amandes, dont on tire une huile un peu épaisse, sorte de *cérumen*, très utilisée en cosmétologie pour diluer les huiles essentielles remplaçant – pour le bonheur des cachalots - le blanc de baleine...

Le mot Jaborandi qui sonne agréablement à nos oreilles, un si beau mot, est forcément paré de toutes les vertus du monde et il fallait le citer.
Un peu comme d'autres qui m'ont longtemps incité au voyage et fait rêver... Zanzibar, Samarcande...

On aurait pu proposer j**usquiame, mot** aussi charmant. Troublante fleur semblable à une minuscule orchidée claire veinée de sombre qui contient des alcaloïdes, les mêmes que le Datura ou la belladone, censés calmer - entre autres - la rage de dents ou pourquoi pas **jujubier,** aussi exotique, mais qui, comme le Jacaranda n'a rien à faire avec notre spécialité, car il produit des fruits comestibles sans – du moins je pense – vraiment d'effet au niveau Oto-Rhino.

Jaborandi donc : Nom sous lequel on désigne localement un arbuste d'Amérique du Sud dont on extrait des feuilles un alcaloïde, la pilocarpine, qui stimule pour nous ORL, la sécrétion salivaire.

Dans certaines maladies, notamment dans le « syndrome sec », simplification d'un nom beaucoup plus savant, il est encore très utilisé pour la sécheresse buccale pure, vécue très désagréablement par les patients qui en sont porteurs.
Et c'est presque toujours avec une mine gourmande que je prescris le sésame qui va soulager mon patient qui m'en sera éternellement reconnaissant :

Teinture de Jaborandi : X gouttes 3 fois par jour pendant un mois...

Peut-être aussi parce qu'il existe des nostalgiques des préparations d'officine, quand le pharmacien distillait dans ses cornues et alambics ses liqueurs censées soigner tous les maux de la terre !
Las !
Toute préparation médicale devient de nos jours une gageure à obtenir et le temps des apothicaires est bel et bien révolu. L'homme de l'art se contentant après des années d'études difficiles de vendre les produits déjà tout emballés par les grands trusts pharmaceutiques. C'est regrettable quand nous prescrivons une préparation efficace et peu onéreuse, mais surtout pour eux en fait.
Mais qu'importe !
Nous n'avons au moins plus à craindre les de Brinvilliers en herbe, cette empoisonneuse qui testait ses breuvages mortifères comme « Dame de charité » à l'Hôtel-Dieu... avant de les vendre aux plus riches...mais tout de même !

La symptomatologie salivaire ne se résume pas à cette pathologie, tant s'en faut, et les glandes salivaires peuvent être concernées par toutes les affections touchant le tissu glandulaire en général.
Deux affections pour leur simplicité diagnostique méritent qu'on s'y attarde.
 La lithiase salivaire qui se définit par la production de calculs dans le canal excréteur de la glande salivaire et dont la symptomatologie clinique est caractéristique : gonflement de la glande au moment du repas qui s'accompagne d'une colique salivaire, c'est à dire, d'une douleur très vive. Le blocage de salive par ce calcul bloqué crée, au moment du repas, une tension très douloureuse. La glande sous-maxillaire est généralement en cause.
La grenouillette sublinguale qui est un kyste de rétention salivaire, situé sous la langue, refoulant cette dernière. Généralement peu douloureuse, mais gênante, la présence de cette masse transparente est caractéristique. Le traitement est la simple incision avec « marsupialisation - création d'une poche – c'est-à-dire que l'on suture les deux berges de l'incision au tissu de voisinage pour éviter la récidive.

KARTAGENER (syndrome de) :

K...rare !! Très rare. Beaucoup plus rare en tous cas que les gisements de ce marbre qui permit au jeune Michel-Ange de réaliser son *David*, chef-d'œuvre de la Renaissance, à partir d'un bloc fendu, dédaigné par ses collègues.
Là, le nom est plus dur aux oreilles que Jaborandi et ne chante pas du tout...
La musique du mot me rappelle toutefois une famille de rois et de reines au destin exceptionnel qui a régné au moyen-âge sur l'Angleterre et une partie de notre territoire...
Une femme d'une insolente beauté, tour à tour reine de France puis d'Angleterre...
Un fils et roi au cœur de lion...

La légende rapporte que leur nom serait venu d'un de leur ancêtre français qui arborait une branche de genêt à son chapeau...
Voilà...

L'homme qui a donné son nom à ce syndrome est beaucoup moins connu et a moins de panache.
Né en Pologne en 1897, fils de rabbin, Manes Kartagener a émigré en Suisse en 1916 où il fit ses études de médecine. Médecin spécialiste à l'Université de Zurich, il reçut une distinction académique pour ses travaux sur la bronchectasie et la dyskinésie ciliaire. Il obtint en 1950 le titre de Professeur.

Syndrome décrit dans tous les manuels d'Oto-Rhino...
Ou je ne l'ai jamais rencontré ou ne l'ai pas assez bien cherché.
En fait syndrome rare, certainement plus volontiers pris en charge par les pneumologues expliquant peut-être leur rareté au cabinet de l'Oto-Rhino.
Il associe un mauvais fonctionnement ciliaire au niveau des cellules qui recouvrent l'arbre respiratoire responsable d'encombrement bronchique et s'accompagnant de dilatations des bronches.
Le même processus de dysfonctionnement ciliaire donne des épisodes de sinusites chroniques pour nous...
Cette maladie, autosomique récessive (transmise par les chromosomes non sexuels et liée chez l'homme à une mutation dans un gène donné), associe en outre un *situs inversus* c'est-à-dire que tous les viscères thoraco-abdominaux sont inversés (cœur à droite, foie à gauche par exemple).
Mais pas de panique !
Tous les enfants du monde ont des rhumes et des bronchites en hiver !
De là à penser...
Si vous aviez un doute, demandez une radiographie des poumons. Et assurez-vous que votre médecin (c'est le cas en général) met bien la radiographie sur le négatoscope dans le bon sens (nom lisible). Le métier et l'habitude peuvent lui faire positionner spontanément la radio « comme il faut pour voir la silhouette du cœur à gauche », mais le radiologue ne peut se tromper dans l'inscription du nom et celui-ci doit rester **lisible** !

KILLIAN (polype solitaire de) :

Pas de rapport avec la bière rousse (du moins je le pense) de nos voisins celtes, mais une origine irlandaise évidente pour l'ORL qui lui a donné son nom.
Polype isolé, bénin, souvent en bissac avec une partie naissant dans le sinus, l'autre se développant dans la fosse nasale, il donne une obstruction nasale unilatérale et peut survenir dans un contexte d'infection ou d'allergie nasale.
La gêne nécessite son ablation.
Bien souvent cependant, les polypes nasaux sont bilatéraux et rentrent dans le cadre de la polypose-naso-sinusienne d'origine allergique. Le traitement est d'abord médical avant de proposer une chirurgie en cas de persistance de l'obstruction nasale.

LA PHRASE MALHEUREUSE.

Elle n'est ni l'apanage des médecins ni celle des patients, mais reste irrattrapable.
Notre carrière est émaillée de ces phrases qu'il eût mieux valu ne jamais prononcer, mais quand le mal est fait...
Heureusement elles sont souvent exprimées dans les premières années de notre profession ce qui permet (parfois) un peu de mansuétude chez « l'agressé » mettant ce manque de tact sur l'inexpérience de son vis à vis ce qui reste vrai l'essentiel du temps.
Ainsi, combien de fois en face de couples d'âges très différents n'ai-je pas dit une phrase du style : « Comme le dit votre père...mais ce peut être mère/fils ou fille avant qu'une réplique cinglante ne corrige l'erreur inexcusable, « je ne suis pas son père, mais son mari...et ainsi de suite.
Aucune sortie de crise après une telle bévue.
 La formule est lâchée et vous poursuivra toute la consultation, et, si le couple revient, elle vous hantera aux consultations ultérieures !
Avec les années, on peut se croire guéri de telles maladresses.
 Pourtant, il y a peu de temps j'ai voulu faire un mot d'esprit. Mal m'en a pris.
Un matin, une maman m'adresse en consultation ses jumeaux, deux charmants chérubins de moins de deux ans, dont la chevelure tressée se terminait par une multitude de perles multicolores.
Et là, ce fut comme discuter sur le sexe des anges : garçons, filles ?
L'erreur bien sûr fut de ne pas rester neutre, d'autant que les prénoms ne m'aidaient pas à trancher, pourtant je lâchais la phrase que je n'aurais jamais dû prononcer :
« Que se passe-t-il pour ces jeunes filles » ?
La maman me corrige aussitôt, me précisant sans s'offusquer que ses jumeaux étaient des garçons.
Les choses auraient pu en rester là si je n'avais pas trouvé bon de faire un peu d'humour. Trois mots et seulement trois, dans notre belle langue française, sont masculins au singulier et féminins au pluriel. Ces enfants portaient un nom semblable à l'un de ces noms propres...
Je rétorque donc, fier de ma réplique qui va faire sourire : *avec ce nom et comme ils sont deux, ils sont féminins...*
La totale incompréhension de la maman qui me regarda poliment sans sourire m'obsède encore.
Que dire, que faire, si ce n'est baisser la tête et reprendre la consultation là où on l'a laissée ?
Mais ces phrases ne restent pas ma propriété et d'autres médecins ont aussi LEUR phrase !
Ainsi, je me souviens d'une patiente venue me voir pour un saignement de nez (**une** épistaxis donc), qui me rapporte les propos de son médecin devant ces saignements répétés *c'est normal, c'est votre ménopause*.
Que répondre là encore sous peine de décrédibiliser mon confrère qui n'a peut-être fait qu'une plaisanterie après tout !
Nos patients non plus ne sont pas en reste.
Une affection nouvelle, quelle que soit sa gravité et dont le diagnostic est fait lors d'une consultation est source d'incompréhension et c'est bien normal.
Qu'ont-ils fait pour mériter cette « maladie » quand leur règle de vie est irréprochable : sport, hygiène alimentaire... et la phrase tant pressentie tombe:
 Avant, je n'avais pas ça !

Cette « lapalissade » – bien que le sieur de La Palice n'ait jamais fait de jeu de mots de sa vie – cloue le bec du médecin !
Certes, avant de naître, nous ne sommes pas en vie, mais avec le temps, les abus, l'environnement, la machine que l'on ne change pas et qui fonctionne une vie entière – de plus en plus longue – peut bien avoir quelques ratés !
Je me souviens aussi d'une phrase amusante entendue il y a peu de temps :
« Je ne vais plus à la selle depuis plusieurs jours et depuis j'ai perdu l'odorat et j'ai une sale odeur dans le nez »...
La cacosmie désigne une mauvaise odeur dans le nez. Elle peut être réelle ou subjective. Mais quand la cacosmie est réelle, elle témoigne d'une infection des sinus ou des fosses nasales.
Difficile d'expliquer au patient que l'odeur perçue ne provient pas de la stase fécale à quelques étages plus bas.
Récemment, une phrase que seul un Dionysien pouvait prononcer : *Docteur, j'ai le virus de la Basilique*.
Plus curieuse encore, la remarque d'un patient, presque susurrée à mon oreille : *Docteur il y a une faute de temps sur l'une de vos affiches de salle d'attente...*
Prônant l'arrêt de la cigarette, l'affiche sur fond noir disait : *« je fume, tu fumes, nous fûmes »*.
Était-ce de l'humour quand le patient me corrigeât nous fûmes en nous fumons. Difficile de lui demander et que répondre ?
Bien d'autres phrases sont étonnantes, mais ne prêtent pas toujours à rire dans un contexte différent. Elles n'ont donc pas leur place ici.

LANGUE :

Les modifications de l'aspect de la langue ou les douleurs linguales font l'objet d'un nombre croissant de consultations. Le sujet est vaste !
Pas une semaine sans que nous voyions des hommes ou des femmes inquiets par la couleur ou l'aspect de leur langue, par les « boules » apparues *au fond quand ils la tirent*, par les brûlures ou les douleurs qui ne cessent pas...
Même pour le spécialiste, ce n'est pas toujours simple, tant elle peut prendre tous les aspects et parfois cacher une affection grave.
Schématiquement :

- **Les langues qui ont perdu leur belle couleur** rose - la couleur de la langue des bébés - ne nécessitent pas, en règle, de s'alarmer. On trouve de tout dans les couleurs : de la langue chargée, blanchâtre, saburrale, qui peut-être concomitante d'un état fébrile à la langue chevelue ou langue noire, colorée bien souvent par les colorants alimentaires et le tabac, mais qui peut prendre toutes les couleurs sans oublier le bleu... non pas de la schtroumpfette, mais du bleu de méthylène –vieux remède de grand-mère pour les gargarismes et qui garde ses adeptes. Un vigoureux brossage, un arrêt du tabac, des bains de bouche (un mélange de bicarbonate et d'eau oxygénée en bains de bouche dans un verre d'eau marche bien) suffisent à rendre ce muscle qui fait beaucoup parler de lui, plus présentable.

- **Les langues qui n'ont plus le même aspect...**
Certains patients s'aperçoivent un jour que les bords de leur langue gardent les empreintes du relief de leurs dents. La langue, parfois pour une raison pathologique

(problème thyroïdien notamment) grossit réalisant ce « moule des dents » évoquant un napperon en dentelle festonnée. Le traitement de la cause normalise son aspect.

Ailleurs la langue est marquée de plis plus ou moins profonds (langue plicaturée). Si l'on élimine certaines maladies, notamment génétiques, connues à la naissance, elles n'ont pas de signification pathologique, ne nécessitent pas de traitement et restent, pour l'instant, de cause inconnue.

- **Les langues qui font mal…**

Il peut s'agir de brûlures, parfois associées à une rougeur objective de la gorge, notamment dans sa partie postérieure pouvant révéler un reflux de l'estomac, l'acide gastrique venant baigner cette région qui n'est pas préparée à cette décharge d'acide et ça brûle…

Il peut s'agir de douleurs chroniques de la langue et de la bouche sans la moindre modification clinique, pouvant prédominer en fin de journée, mais ne gênant ni le sommeil ni le manger. Les patients concernés restent plus souvent des femmes que des hommes, de la soixantaine et cancérophobes qui passent d'un médecin à l'autre… Une information pédagogique, une prise en charge par différents spécialistes (traitement comportemental et cognitif, relaxation) s'avèrent souvent nécessaires.

- **Une tuméfaction apparue progressivement (ou pas)…**

Tout est possible dans ce cas et l'avis spécialisé est indispensable d'autant plus que le patient n'est plus tout jeune, soigne mal ses dents, boit et fume plus que de raison…

Le patient peut être jeune cependant et l'apparition de cette tuméfaction peut évoquer d'autres pathologies qu'il est impossible dans ce glossaire de détailler ou de résumer.

Attention toutefois à ne pas confondre tumeurs avec papilles caliciformes – autrement dit les grosses papilles du goût – tout en arrière de la langue, au nombre d'une dizaine et disposées en V dont la médiane est la plus visible et qui effraient bon nombre de patients qui s'inspectent chaque matin.

Récemment encore une patiente vient me voir après de multiples prélèvements de gorge et traitements antibiotiques, sans oublier un traitement anti mycosique par un collègue, pour ces boules au fond de la gorge, trainant depuis plus d'un an. Excédée et inquiète elle réclamait que je l'en délivre en l'opérant.

Ils viennent, de temps à autre nous voir, parfois en catastrophe, pour nous annoncer qu'ils ont une tumeur dans la bouche qui leur fait terriblement mal et nous montrent l'objet du délit en tirant à deux mains ce muscle puissant, récalcitrant, qui n'a nulle envie de se laisser faire.

- **Les autres langues…**

Il arrive que la langue soit toute rose, trop rose, dépapillée, lisse et fasse mal. Comme si on avait pris un papier de verre pour gommer toutes ces papilles qui en couvrent la surface !

On peut schématiquement ranger ces langues dans le rayon des *glossites* et particulièrement ici il pourra s'agir d'une carence vitaminique, voire d'une carence en fer. Le médecin est là pour faire le diagnostic et traiter ce problème carentiel.

Cette énumération ne constitue qu'un tout petit aperçu de la pathologie linguale.

Il faut prendre conscience que beaucoup de langues ne sont pas anormales, mais que toute modification qui perdure DOIT pousser le patient à consulter.

Chaque cas et chaque langue sont uniques et mieux vaut toujours consulter tôt que tard même pour rien.

J'ai tourné sept fois ma langue dans la bouche avant d'aborder ce chapitre difficile et j'espère qu'il ne me sera pas fait reproche de manier la langue de bois...

MÉDECINE PRÉDICTIVE :

Elle désigne les ambitions nouvelles de la médecine - la génétique notamment - à prévoir, suffisamment longtemps à l'avance, les affections susceptibles de frapper un patient. Elle se veut donc préventive.
Très peu d'affections peuvent répondre à ces critères strictement génétiques qui ont interpellé le législateur et bien évidemment les compagnies d'assurance, intéressées au plus haut point par ces promesses.
Que rêver de mieux que ces études qui détermineront le bon du mauvais emprunteur ! Car on a tendance à l'oublier, même si la désillusion est toujours au rendez-vous en cas de sinistre ou de maladie, l'assureur n'est que l'ami de votre porte-monnaie.
Mais cette médecine en est à ses balbutiements. Et la plupart des maladies sont fortement dépendantes de l'environnement et des conditions de vie.
C'est pourquoi la prévention médicale est essentielle.
Que d'économies faites si chaque individu était soucieux de sa santé, des règles hygiéno-diététiques - comme on dit pompeusement - à respecter (sport quotidien, alimentation, check-up réguliers à partir d'un certain âge) !
On dit qu'en Chine, on juge la compétence d'un médecin au faible nombre de malades qu'il traite, préférant prévenir ses patients des maladies que les guérir.
La médecine orientale est d'ailleurs bien différente de notre médecine occidentale.
Schématiquement, notre société traite dans l'urgence les cas graves, désespérés et elle le réussit très bien.
La médecine orientale est plus tournée vers le « chronique », les douleurs diffuses, le mal-être avec une approche et une philosophie bien différentes de la nôtre, privilégiant l'écoute du corps.
Il n'est pas interdit de rêver qu'un jour nos deux médecines fusionnent et qu'une partie de la médecine orientale soit inculquée dans nos Facultés ce qui commence à être le cas pour l'acupuncture.
Le Professeur René Dubos est né en 1901 dans la charmante petite ville de Saint-Brice-sous-Forêt dans le Val-d'Oise. Il passera l'essentiel de sa vie aux États-Unis comme biologiste et chercheur. Devenu citoyen américain en 1938, il découvrira le premier antibiotique, commercialisé en 1939. On lui doit cette phrase « prédictive » elle aussi :

La médecine moderne ne deviendra vraiment scientifique que lorsque les médecins et leurs patients auront appris à tirer parti des forces du corps et de l'esprit qui agissent via le pouvoir de guérison de la nature.

Si la médecine prédictive peut être intéressante pour connaître le risque de survenue de certains cancers familiaux (cancers du sein par exemple), cette carte génétique pose bien sûr un problème d'éthique et de protection des données.
La carte vitale, sur laquelle on envisage de transcrire les affections du patient pose le problème de son inviolabilité, car elle constituera un pôle d'intérêt pour entreprises et assureurs !
Et cette carte est pour l'instant bien loin d'être inviolable.

Et pour l'Oto-Rhino, *quid* de cette médecine prédictive ?
Voilà une bonne quinzaine d'années, on pratiquait également « notre » médecine prédictive !
Pas une semaine sans que l'on ne fasse sur un patient, entr'aperçu dans la salle d'attente et avant même que nous ne l'examinions, une sombre prédiction !
Une double et forte intempérance – abus d'alcool et de tabac – laissait ses marques sur le corps prématurément vieilli.
Souvent hélas notre examen nous confirmait ce que nous pressentions – ce que nous avions prédit - sur le simple aspect du patient.
Plus rien de tel maintenant.
L'information sur les règles de santé a indiscutablement changé le comportement des Français et ces patients vus au cabinet sont bien moins nombreux!
Notre époque n'a pas que des défauts.

MENIÈRE (Prosper) – 1799/1862 :

Un des très grands noms de l'Oto-Rhino française.
D'origine angevine, nommé à l'Internat des Hôpitaux de Paris, il fit toute sa carrière dans l'Hôpital parisien le plus réputé d'alors : l'Hôtel-Dieu où il fut l'élève de Récamier et de Dupuytren avec qui, durant les trois glorieuses, il soignera sans relâche les blessés par balles amenés à l'hôpital.
Il fut aux premières loges pour traiter les malades lors de l'épidémie de choléra de 1832 et sauvera Orfila, le doyen de la Faculté de médecine de Paris. Le célèbre Orfila de l'affaire Lafarge qui, sinon, n'aurait pu défrayer la chronique quelques années plus tard ! Rappelez-vous...
Marie Lafarge, 24 ans, accusée d'avoir empoisonné son rustre de mari à l'arsenic... Orfila trouvera, grâce à son appareil de Marsh des traces infimes d'arsenic sur les habits du mort, affirmant sans ambages que Marie Lafarge avait assassiné son mari. Mais la maison des époux était infestée de rats et l'arsenic (ou mort aux rats) largement utilisé. Un de ses collègues, Raspail arrivera trop tard au procès, mais il s'écrira : *L'arsenic est partout ; je me fais fort d'en trouver jusque dans le fauteuil du Président des Assises...*
L'absence de rigueur d'Orfila dans ce procès et les railleries de son collègue le feront déconsidérer comme expert.

Nommé médecin titulaire de l'institution impériale des sourds-muets dès 1838, Menière laissera son nom à la postérité pour avoir présenté la maladie qui portera son nom dans un mémoire, lu à l'académie impériale de médecine au cours de la séance du 8 janvier 1861 sous la forme d'un *Mémoire sur des lésions de l'oreille interne donnant lieu à des symptômes de congestion cérébrale apoplectiforme.* Ce mémoire venait mettre un terme à plusieurs dizaines d'années de recherches et d'observations cliniques qui contribuèrent à donner à l'otologie une assise moderne.
Alors de quoi s'agit-il exactement?
La maladie de Menière se définit par des crises violentes de vertiges, de survenue brutale. Vertiges intenses, associés souvent à des nausées, des vomissements, une pâleur, sans signe avant-coureur, parfois précédé cependant d'une « tension » de l'oreille.
S'y associent des acouphènes et une baisse contemporaine de l'audition d'un côté, qui récupérera avec le temps, du moins pour les premières crises.

Sa cause en est un excès de liquide dans l'oreille interne, sans que l'on en connaisse la raison, créant une élévation de la tension interne et les symptômes décrits.
Plusieurs crises peuvent se succéder dans le temps, laissant à terme une perte auditive parfois importante d'un côté, rarement des deux côtés, mais toute la gravité vient de là.
On traite la crise, mais surtout on essaie de la prévenir.
Éviter les stress qui favorisent les crises, peu d'excitants en général. On conseille également des aliments riches en potassium et pauvres en sels…
Les médicaments qui augmentent le volume urinaire (diurétiques) ont pour vocation de diminuer la tension intra labyrinthique.
Pendant la crise on prescrit bien sûr des anti vertigineux et mise au repos.
Dans des cas exceptionnels, la chirurgie a été proposée détruisant le labyrinthe et donc les vertiges, mais elle ne peut s'adresser qu'à un patient qui a perdu l'audition et garde des vertiges invalidants.
On pourrait remplir plusieurs Bottins avec les personnes célèbres porteuses d'acouphènes.
Pour le Menière on peut à coup sûr citer le spationaute Alan Shepard, qui a participé à la mission Apollo 14 et marché sur la lune.
Malgré un Menière connu, après avoir été interdit de vol quelques années, il sera le cinquième homme à se promener sur notre satellite et le premier à y laisser quelques balles de golf parmi les objets oubliés sur ce sol pour la science et qui tournent autour de la terre, c'est-à-dire autour de nous…
Normal en somme pour un porteur de Menière.

NEURINOME :

Tumeur nerveuse bénigne développée aux dépens du nerf acoustique, encore appelée schwannome, car elle naît précisément des cellules de la gaine du nerf, les cellules de Schwann.
Tumeur exceptionnelle autrefois. Il me revient les propos d'un patron à ses tout jeunes élèves : *vous en diagnostiquerez peut-être deux dans votre carrière.*
Elle reste exceptionnelle, mais tout s'accélère à notre époque…
Ma carrière approche de son terme et j'en ai diagnostiqué plus de vingt. Mon cas n'est pas unique. Tous les Oto-Rhinos que je coudoie en ont fait autant.
Il existe donc vraisemblablement une augmentation des cas découverts, ce qui ne veut pas nécessairement dire une augmentation du nombre de ces tumeurs.
L'amélioration des techniques diagnostiques, sa recherche plus systématique en sont indiscutablement une explication.
Qu'en est-il de la nocivité des téléphones portables et des téléphones fixes sans fil notamment dans sa possible genèse?
Rien de formel sur les méta-analyses européennes, mais des doutes… suffisants pour que l'on prenne l'habitude du kit-oreille ou que l'on change régulièrement d'oreille pour écouter.
Une étude rétrospective sur 450 000 sujets, faite au Danemark de 1981 à 1995, n'a pas trouvé de différences significatives d'incidence des tumeurs du cerveau (notamment le neurinome de l'acoustique).
Source : *Johansen C. et coll. Cellular telephones and cancer : a nationwide cohort study in Denmark. KJ Narl Cancer Inst 2001 ; 93 :203-7.*
Cependant cette étude reste contestable, car le suivi parait insuffisant et on peut relever un conflit d'intérêts, car financée par des opérateurs de télécommunications.

D'autres études semblent dire le contraire, notamment pour les grands utilisateurs, mais il existe des biais dans la sélection ou des erreurs dans l'évaluation de l'exposition qui invalident les résultats.
(Enquête internationale Interphone, coordonnée par l'International Agency for Research on Cancer lancée en 2000 dans 13 pays développés).
Une seule méta analyse (*Hardel M et al sur Int. J Oncology en 2008*) semble retrouver une augmentation significative du risque en fonction du temps d'exposition, mais là encore un faible effectif testé et des incohérences (risque élevé pour une faible utilisation) discréditent les résultats.
Que penser ?
À ce jour, **aucune étude** ne retrouve un lien formel de causalité absolu entre la durée d'exposition au téléphone portable et le développement notamment d'un schwannome vestibulaire (encore nommé neurinome de l'acoustique).

Le neurinome est bénin, mais la chirurgie proposée n'est pas anodine.
On peut utiliser une radiothérapie exclusive (le gamma knife) qui délivre en une fois une radiothérapie gamma, quand c'est une bonne indication, sur le site tumoral.
Mais les neurinomes ne sont pas les seules tumeurs cérébrales incriminées par les émetteurs de micro-ondes.
Et certaines ne sont pas bonnes...
Alors ?
Que faut-il faire *du côté de chez Schwann*... et d'ailleurs ?
Peut-on empêcher cette évolution ?
Peut-on et désire-t-on vivre sans ces outils d'information sachant qu'une frange de la population décrit ce que l'on appelle maintenant un syndrome d'électrohypersensibilité (EHS) consécutif à l'exposition aux ondes électromagnétiques ?
Ça paraît bien difficile...
Que se passerait-il de nos jours si les ordinateurs d'un pays cessaient de fonctionner ?
La désorganisation qui s'en suivrait serait totale bien qu'impensable il y a quelques décennies !
C'est la même chose pour les téléphones sauf à vouloir quitter notre monde moderne !
Mais un principe de précaution ? Certainement ! Mais comment ?

Que voulez-vous, monsieur ? Tout a une fin en ce monde, et il faut croire que le temps des moulins à vent était passé comme celui des coches sur le Rhône, des parlements et des jaquettes à grandes fleurs.

Alors, faisons contre mauvaise fortune bon cœur et apprenons à vivre avec qui sait, des zones blanches en certains endroits ou des zones à faible irradiation de micro-ondes !
Car nul n'empêchera le monde d'évoluer, tout maître Cornille que nous sommes.

OTITE :

Mot composé du Grec ous, ôtos qui désigne l'oreille et du suffixe ite, inflammation.
C'est **l'inflammation de l'oreille**.
Ce terme regroupe un nombre important de modifications de l'oreille allant d'un phénomène aigu et douloureux au phénomène chronique avec parfois des lésions séquellaires retrouvées, en passant par des phénomènes subaigus avec douleurs d'intensité variable évoluant sur le long terme.

On mettra à part l'otite externe qui est l'inflammation - parfois intensément douloureuse en cas d'eczéma – du conduit auditif externe (cf **Doc's proplug**).
Ce mot est récent et ne date que du début du XIXe siècle, date à laquelle on cherchera à classer ces otites, en distinguant les formes douloureuses de celles qui ne l'étaient pas.
Dès 1804 le docteur Alard en soutenant sa thèse à la Faculté de Paris sera le premier à évoquer l'otite moyenne *aiguë* catarrhale, précisant que si l'on parle communément d'abcès de l'oreille quand il y a rétention de la caisse, le liquide ramené (par paracentèse) n'est pas toujours du pus, mais parfois du mucus, en raison de l'oblitération de la trompe (d'Eustache).
Itard en 1821 dira : *les deux nuances catarrhales et purulentes ne diffèrent guère l'une de l'autre que par l'intensité des symptômes...*
Ces otites touchent essentiellement l'enfant et beaucoup de parents ont été confrontés à ces deux formes d'atteinte de l'oreille.
Mais si distinction il y a sur le papier et sur le comportement de l'enfant qui, dans un cas souffre et dans l'autre ne se plaint de rien, mais entend mal, cette nuance est artificielle.
Dans les deux cas, nous nous trouvons confrontés à un dysfonctionnement chronique de la trompe d'Eustache qui équilibre les pressions dans la caisse de l'oreille.
Rappelez-vous : c'est cette trompe (ce canal) qui relie l'arrière-nez à la caisse s'ouvrant parfois mal en avion lorsque celui-ci se pose, créant une vive douleur d'oreille.
Pourquoi l'enfant est-il concerné par ces otites ?
L'arrière-nez de l'enfant abrite un organe lymphoïde (comme l'amygdale) intervenant dans la défense de l'organisme, utile chez l'enfant qui s'immunise contre les germes les plus communément rencontrés.
Mais il arrive que ce tissu se développe de manière excessive et constitue un foyer infectieux chronique. Ces *végétations,* par leur taille et leur accumulation de pus, vont gêner l'ouverture de la trompe (orifice tout proche) ou faciliter la propagation de l'infection - via le canal - vers l'oreille, déterminant les otites. D'autant plus aisément que la trompe de l'enfant n'est pas encore développée. Elle est petite, large, horizontale...
L'ablation de ces végétations adénoïdes diminue la fréquence des otites aiguës et constitue le premier temps de traitement des otites séreuses (perte d'audition isolée liée à la glue derrière le tympan) avant la pose parfois nécessaire des *yoyos... (*Aérateurs trans – tympaniques – voir yoyo).

Mais docteur, on (le médecin parfois, le gardien d'immeuble plus souvent ou l'ami bien intentionné qui sait) me dit qu'il ne faut pas opérer les végétations, car c'est utile !

Dans ces cas-là, c'est surtout utile pour entretenir l'infection !
(Voir à **Waldeyer** la disposition des organes lymphoïdes de la sphère ORL et leur utilité).
Un filtre de voiture se change lorsqu'il est sale. À défaut du changement d'organes défectueux qui se développera dans le courant du siècle en cours, nous ôtons encore, dans la mesure du possible, l'organe incriminé !

Moi aussi, j'ai des végétations infectées, car j'ai toujours mal aux oreilles quand je prends l'avion...

Bonne remarque, frappée de bon sens français.

Certes, nous voyons de plus en plus de reliquats de végétations adénoïdes chez des adultes qui présentent des problèmes de dysfonctionnement tubaire (de trompes) se

traduisant par des douleurs à l'atterrissage, mais aussi en montagne ou même parfois par une sensation désagréable en passant dans les tunnels.
Conséquence parfois de végétations non opérées alors qu'elles auraient dû l'être dans l'enfance avec régression incomplète à l'âge adulte.
Il y a des modes en médecine... et j'ai connu l'époque où certains médecins, quelle que soit leur compétence, déconseillaient cette intervention au prétexte que les végétations étaient utiles...
J'opère de temps à autre ces reliquats, quand ils gênent le patient ou l'empêchent parfois de pratiquer un sport que je connais bien : la plongée.
Mais ces oreilles devenues douloureuses, dès que la pression atmosphérique augmente, ont rarement pour cause d'hypothétiques reliquats de végétations.
La trompe d'Eustache chez l'adulte s'allonge, se verticalise, devient plus fine et s'ouvre moins facilement. Si elle apparaît trop fine ou trop coudée (en forme d'accent circonflexe) l'ouverture active (à la déglutition) se fait parfois moins bien. À fortiori quand la pression extérieure augmente sur le tympan !
La forme des trompes fait donc tout.
Un enfant équilibre et s'infecte facilement (trompes larges et horizontales).
C'est l'inverse pour l'adulte.

Un peu d'histoire

Une otite moyenne aiguë, encore très fréquente de nos jours, a vu son pronostic se transformer grâce à l'antibiothérapie (qui ne doit donc pas être prescrite systématiquement, mais à bon escient). En début d'installation, il n'était pas rare pour les ORL de ma génération de pratiquer une paracentèse (incision du tympan pour évacuer la collection de pus dans la caisse) malgré une mise sous antibiotique de l'enfant qui souffrait. Cela devient de plus en plus rare.
L'otite aiguë n'était pas que douloureuse, elle pouvait s'avérer grave et se compliquer de mastoïdites, qui ont quasiment disparu de nos jours, et nécessiter un acte chirurgical avec nettoyage des cavités mastoïdiennes (cavités aériennes emplies de pus).
Dans les cas les plus graves, l'abcès se propageait au niveau cérébral aboutissant au décès...
Nous l'avons dit, Jeanne d'Arc avait probablement fait des mastoïdites.
Elle fut loin d'être la seule.
Le premier fils de Catherine de Médicis, François II, devint roi de France en 1569. Il n'avait que 15 ans à la mort d'Henri II. Il eut droit à nombre de sobriquets irrespectueux, pour beaucoup injustifiés, mais ce n'était qu'un adolescent au visage ingrat, qui de surcroît était marié à la belle Marie Stuart. Et la jalousie peut faire dire beaucoup de méchantes choses. L'époque était en outre compliquée, marquée par les guerres de religion qui avaient débuté... avec leur lot d'intolérances et de massacres. Il mourut au bout d'un an et demi de règne, certainement d'une complication de mastoïdite qui le fit souffrir atrocement plusieurs jours durant avant qu'il ne décède en fin d'année 1560.

PROGNATHISME –RETROGNATHISME

Il s'agit schématiquement pour le prognathisme mandibulaire de l'avancée de la mandibule par rapport à la mâchoire supérieure et l'inverse pour le rétrognathisme mandibulaire, la mandibule étant nettement en retrait par rapport au maxillaire supérieur.

Cela impose comme corollaire de définir une position normale des mâchoires au repos pour *l'homo sapiens* que nous sommes.

On considère que la mâchoire supérieure doit se trouver en avant, juste devant la mandibule et légèrement en dehors latéralement. En regard des molaires, les molaires supérieures sont à cheval sur les molaires inférieures.

Il peut exister de petites modifications selon les individus, mais la norme est ainsi définie.

Cette spécialité relève plutôt des chirurgiens maxillo-faciaux et des orthodontistes plus tôt dans la vie…

La symptomatologie clinique est bien souvent limitée à des otalgies (douleurs d'oreilles) par inflammation de contigüité au niveau des condyles articulaires ou par tensions musculaires donnant cette symptomatologie.

Il peut se rajouter des démangeaisons en regard des conduits d'oreilles, des acouphènes voire des craquements à la mobilité de la mâchoire qui, là, oriente le patient vers un problème articulaire. Plus rarement ce pourra être un mouvement de latéralité lors de l'ouverture de la mâchoire, parfois accompagné de ressaut perçu par le patient, parfois même un blocage à l'ouverture de la bouche ou des céphalées.

Cette avancée ou ce recul mandibulaire occasionnent parfois une gêne à la mastication et je me souviens d'une répartie extraordinaire d'une patiente, porteuse d'un prognathisme notable, à qui je faisais part de ce problème dans la genèse possible de certains de ses symptômes :

Je sais que je ne peux pas manger des feuilles d'artichaut, mais je me suis fait une raison…

Parfois ce peut être une gêne respiratoire, plus fréquente en cas de rétrognathisme, où la bascule en arrière de la mandibule peut occasionner un syndrome d'apnée obstructive du sommeil (Napoléon en était probablement porteur – cf **rhonchopathies** -)

<u>Cette malformation peut être familiale.</u>

Un exemple célèbre, Charles Quint.

L'empereur du Saint-Empire romain germanique régna à la même époque que François 1er et Henri VIII. Il leur ravit le titre d'Empereur que les rois de France et d'Angleterre convoitaient.

Il régna sur un immense empire qui englobait la totalité de l'Espagne et son empire colonial, les provinces des Pays-Bas, le royaume de Naples et les possessions des Habsbourg. Il est à cette époque le monarque le plus puissant d'Europe. Surtout connu pour la réalisation de l'Alhambra dans la ville de Grenade, il s'attela, sans succès, comme le fit Charlemagne en son temps, à une tentative d'unité de la chrétienté au sein de l'Empire, bien hypothétique en cette période de réforme protestante.

La lippe habsbourgeoise ou prognathisme habsbourgeois affectait Charles Quint et ses héritiers. Les plus affectés par ce dysmorphisme furent Philippe II d'Espagne son fils et plus loin Charles II d'Espagne aux portraits de famille éloquents.

L'Empereur souffrit très tôt de multiples affections (arthrose, goutte, diabète, asthme, malaria, crises hémorroïdaires) qui le rendirent mélancolique et de constitution fragile.

En outre, son prognathisme sévère le gênait pour respirer et l'empêchait de fermer correctement sa bouche.

38 médecins étaient affectés à son service dont le plus célèbre fut Vésale qui se portera au chevet d'Henri II, en compagnie d'Ambroise Paré, lorsque le roi fut mortellement

blessé en tournoi par la lance de Montgomery, entrée dans son œil. Il décédera une dizaine de jours plus tard dans d'atroces souffrances.

PROTHÈSES AUDITIVES :

Amplificateurs miniaturisés appareillant les personnes malentendantes.
La technologie de miniaturisation est telle que les contours d'oreille sont devenus peu visibles et les intra conduits presque invisibles.
Sont concernées par la mise en place de telles prothèses, les surdités génétiques ou non, parfois rapidement évolutives et pour l'essentiel ce que l'on nomme les presbyacousies touchant les sujets âgés, traduction d'une atteinte progressive de l'audition où l'âge, les métiers exposés, les facteurs environnementaux, les atteintes métaboliques, l'hypertension artérielle interviennent pour mettre peu à peu à mal notre organe de l'audition.
Or, le nombre de cellules spécialisées dans l'audition est en nombre limité (environ 15000) et toute lésion de ces cellules fragiles diminue inexorablement le nombre restant, affectant les performances auditives du sujet.
Peu de presbyacousiques au début reconnaissent leur handicap. L'épouse est la seule personne (car l'homme est souvent plus précocement touché) qu'ils n'entendent *pas toujours* très bien, mais là, la raison en est bien claire. *Mon épouse parle de sa cuisine en me tournant le dos avec sa hotte en marche... Comment voulez-vous que je l'entende !*
Les patients doivent se passer le mot pour me sortir cette phrase à l'infini.
Reconnaissons que dans une ambiance bruyante on entend moins bien les personnes qui s'adressent à nous, mais précisons que les femmes ont une voix qui joue dans les registres aigus par rapport aux hommes. Et ce sont précisément ces fréquences les premières touchées.

Je ne veux pas d'appareil, ça ne marche pas !

Combien de fois ai-je entendu cette phrase ?
Les patients comparent volontiers leur appareil auditif à leur paire de lunettes. Et si celle-ci corrige parfaitement la vue, les prothèses auditives le font très mal pour leur oreille déficiente ! Il y a donc une part de vrai dans cette condamnation ! Pourquoi ce résultat si médiocre, eu égard au coût ! Sont-ils mal appareillés ?
La perte d'audition concerne - dans les cas d'indication bien posée – l'oreille interne c'est-à-dire l'organe sensoriel de l'audition.
Si l'on voulait comparer avec les yeux, cela reviendrait à une atteinte de la rétine ou du nerf optique et ces lésions oculaires **ne sont pas** corrigibles.
Du reste l'appareil auditif ne corrige rien. Il apporte un gain auditif sur les fréquences auditives touchées.
Beaucoup de patients l'ignorent et l'information, indispensable, leur permet alors d'accepter un résultat qu'il convient de considérer comme moyen dans les meilleures des éventualités.
NON on ne retrouve jamais l'oreille de ses vingt ans donc prenez-en soin et évitez-leur des traumatismes sonores qui laissent une cicatrice.
J'ai entendu une fois cette phrase stupéfiante :

C'est bien fait les oreilles - les pavillons –, car c'est prévu pour mettre des appareils !

C'est vrai que l'on peut se demander à quoi nous servent ces appendices très inesthétiques de part et d'autre de notre visage...
Perrault nous donne un début de réponse quand le loup répond au chaperon rouge :
C'est pour mieux t'entendre mon enfant...
Effectivement le pavillon et le conduit amplifient le message sonore qui parvient à l'oreille moyenne (tympan et osselets) et le Professeur Tournesol le savait lorsqu'il adaptait un cornet acoustique à l'entrée dudit pavillon...
La grenouille à grande bouche après avoir achevé son tour du monde et s'être intéressée aux choses et aux êtres qui en peuplaient ses vastes contrées, s'en revint chez elle en passant par un archipel dont tous les animaux lui avaient vanté la beauté : l'archipel des Seychelles.
C'est là qu'elle rencontra un animal semblable en tous points à elle, mais s'aperçut, elle qui avait beaucoup voyagé et beaucoup appris, que son vis-à-vis était dépourvu d'oreille externe et d'oreille moyenne ! Elle possédait par contre une bouche encore bien plus grande que la sienne... Intriguée et curieuse, elle lui demanda en articulant très fort et en haussant le ton, car elle avait compris que cette pauvre grenouille ne pouvait pas bien entendre, si elle était également une grenouille à grande bouche d'une variété inconnue pour elle...
- C'est inutile de crier si fort lui répondit cette étrange créature, je vous entends et je suis la grenouille Gardiner des forêts tropicales !
Cette grenouille bien réelle ne possède qu'une oreille interne. Une très fine membrane entre la bouche et l'organe auditif permet la transmission des sons à l'oreille interne remplaçant oreille externe et moyenne, absentes !
Sans le savoir, notre grenouille voyageuse venait de rencontrer une variété de grenouilles, isolée du continent africain par la séparation de l'archipel il y a plusieurs millions d'années et dont l'évolution auditive était restée bloquée à ce stade d'oreille primitive.
L'évolution des espèces au cours de millions d'années nous a dotés d'une oreille externe (conduit et pavillon) et d'une oreille moyenne (tympan et osselets) et même si le son peut être **transmis** sans ces attributs, l'oreille primitive de la grenouille Gardiner ne peut rentrer en compétition avec notre système actuel !
Alors oui, dans un sens, les pavillons et les conduits, c'est bien fait, car on peut y adapter nos prothèses !
Mais celles-ci posent un sérieux problème.
De nos jours, quatre patients sur cinq ne peuvent se permettre le luxe d'en porter une !
Une seule. Alors deux !
Le contexte économique a rendu plus difficile qu'auparavant l'achat de prothèses pour les retraités.
Le coût bien sûr en est le principal responsable et loin de moi l'idée de dénoncer la politique pratiquée par les audioprothésistes chez qui rentre dans le calcul du prix de revient de la prothèse, les essais et réglages gratuits, le coût des boutiques, du personnel, etc.
Les premiers prix se situent aux alentours de 700€, mais, comme pour les lunettes ce prix est très vite multiplié par 2 ou 3 pour peu que l'on veuille un appareillage un peu perfectionné!
Or ces prothèses ne sont remboursées par la Sécurité sociale qu'à concurrence de 120€ pour UN appareil, le deuxième n'étant pas remboursé la même année.
Est-ce normal ?
Le gouvernement actuel a promis de se pencher sur ce réel problème. Nous verrons.

On peut certainement vendre ces prothèses moins chères. Déjà des *assistants d'écoute* comme on dit, apparaissent sur le marché à moins de 300€. Ce sont des appareils pré réglés qui peuvent satisfaire les porteurs de perte moyenne ou faible... et beaucoup de Français s'y intéressent et s'en satisfont.

On peut certainement mieux rembourser ces appareils quand la sécurité sociale rembourse tant de choses inutilement... à commencer par les patchs nicotiniques, comme il a été dit. Mais il est vrai que leur vente rapporte des sous à l'État...

Enfin pour conclure une pensée politiquement incorrecte :

Les bénéficiaires de la CMU, eux, sont remboursés **en totalité** pour **deux** appareils de base à 700€ leur permettant la stéréophonie et l'orientation spatiale. Avec un remboursement stéréophonique à 100% tous les deux ans quand on estime la vétusté d'un appareil à 5 ans environ (mais peu de gens changent si rapidement du fait du coût occasionné).

Tant mieux pour eux. Mais est-ce normal vis-à-vis de tous ceux qui ne peuvent s'offrir un seul appareil ?

Je pense que tout le monde à cette question peut répondre d'une seule voix.

QUERVAIN (DE) Thyroïdite de :

Maladie décrite par le docteur Fritz de Quervain, grand spécialiste de la thyroïde à la fin du XIXe siècle et dans la première moitié du XXe et à qui l'on doit... l'usage du sel de table **iodé** pour éviter les goitres par carence en iode. Fréquents à l'époque dans les régions de montagne, où les habitants ayant difficilement accès au sel de mer, utilisaient du sel de carrière, parfois à l'origine de carences iodées avec nanisme et retard mental.

Le *crétin des Alpes* du capitaine Haddock n'allait ainsi plus avoir sa raison d'être...

Comme l'indique son suffixe, c'est l'inflammation de la thyroïde. Elle n'est pas fréquente et survient généralement après une affection oto-rhino de voisinage (otite, sinusite, rhinopharyngite, bronchite)...

Son diagnostic est facile : le cou est douloureux, rouge, inflammatoire et la thyroïde palpée fait mal, elle est augmentée de volume. Le bilan biologique viendra confirmer le diagnostic.

La fièvre est souvent présente et les douleurs musculaires possibles.

Parfois le seul motif de consultation est la soudaine difficulté à avaler, du fait d'une glande augmentée de volume.

Cette affection n'est pas grave et se traite simplement par les anti-inflammatoires.

QUESTIONS :

Étranges confrontations lors de ces « face à face », mille fois recommencées qui ont lieu jour après jour entre le patient et son médecin.

En trois minutes, la messe est dite.

Ça accroche ou pas.

Le tempo est immuable. Dès l'instant où ce nouveau patient est assis face à vous et que vous avez posé la question rituelle qui tient à peu près en ces termes :

Qu'est-ce qui vous amène?

Le sablier est en marche.

Il vous faudra, dès l'instant, faire abstraction du patient précédent, parfois difficile ou présentant une affection sérieuse, donner un coup d'éponge à vos pensées parasites et lisser votre cerveau pour être de nouveau prêt à entendre une doléance parfois bien routinière.

Mais à ce jeu, le patient n'est pas dupe. Et si par malheur vous ne lui offrez pas un visage et un regard totalement réceptifs, si vous n'êtes pas en totale empathie avec lui, si vous ne l'écoutez pas avec attention (sans le laisser aller à des logorrhées interminables qui ne font guère avancer le schmilblick), c'est fichu !

Et rien n'y fera.

Vous aurez beau poser les questions les plus subtiles et les plus intelligentes qui soient pour savoir de quoi il souffre le courant ne passera pas, ne passera plus ou très mal.

C'est ce qui fait la singularité et la beauté de notre métier.

En quelques minutes, le patient, venu parler de sa maladie, met sa santé entre vos mains et vous accorde (ou non) sa confiance.

Dès cet instant vous voilà investi d'une responsabilité parfois écrasante et il est de votre devoir de tout faire pour qu'il soit correctement pris en main ou adressé (si nécessaire) aux médecins les plus à même de le traiter.

Et c'est bien normal puisqu'il peut vous confier sa vie.

Mais gare si vous mégotez sur cette confiance et négligez votre devoir !

Pourtant le médecin, comme tout individu, est faillible.

Parfois par négligence et c'est inexcusable, mais tout un chacun peut avoir des soucis (qu'ils soient de santé ou d'ordre privé), peut avoir passé une nuit blanche, peut être tracassé pour un de ses patients ou un malade opéré dont les suites ne sont pas ce qu'elles devraient être. L'écoute nécessairement s'en ressent.

Et les questions dans tout ça ?

Où en sont, de nos jours, ce jeu des questions-réponses, cette recherche des symptômes, cette sémiologie médicale si chère à Hippocrate, où nos anciens excellaient, faute d'examens complémentaires sophistiqués et portaient des diagnostics éblouissants ?

Dans ma spécialité, où tout est déshabillé du 1er janvier au 31 décembre, l'examen clinique est rapide, raison de plus pour donner un peu de temps au temps et poser quelques (judicieuses) questions qui orienteront le médecin. Souvent alors le diagnostic est fait ou suspecté avant même d'examiner notre patient.

La sphère qui nous concerne est petite et l'examen rapide ce qui constitue un avantage indéniable (sauf lorsque nous nous trouvons de nouveau confrontés avec notre logorrhéique, où un abaisse-langue d'examen coupe parfois court à ce fleuve verbal qui ne nous aide pas, bien au contraire), nous permettant cette panoplie de questions qui ne nous apporte pas à chaque fois des éléments essentiels, mais rassure certainement notre vis à vis.

Pourtant, là encore, les choses changent.

Il n'est pas rare que le patient, sitôt assis, démarre sur les traitements prodigués en vain jusqu'alors, oubliant de nous préciser de quoi il retourne et nos questions tardives, trop tardives, car on a du mal à canaliser l'attention du malade dont les doléances sont nombreuses, obtiennent rarement une réponse adaptée.

D'autres fois, c'est une pile de radios sensée nous expliquer de quoi il s'agit quand ce n'est pas le diagnostic qu'on nous assène à peine assis comme ce :

J'ai un vertige paroxystique...

Diagnostic heureusement faux l'essentiel du temps malgré sa très grande fréquence ! Car enfin si Internet devait remplacer les médecins au pied levé pour faire un diagnostic, ça finirait par se savoir !

Mais tous ces patients, repris en main, questionnés comme « il se doit » finissent par retrouver « le droit chemin » malgré leurs velléités initiales à vouloir s'orienter tous seuls.

Certains toutefois restent totalement incontrôlables et constituent le cauchemar des consultations.

Que répondre ou que dire à ce patient qui nous apporte le « tout internet » sur sa maladie extrêmement rare et qui en connaît beaucoup plus que nous !

Que répondre ou que dire à cet autre patient aux antipodes, qui nous décrira des minutes durant, l'aspect de ses glaires qui sont pour lui une obsession de tous les instants et qui, cérémonieusement, avec une mine de conspirateur nous ouvre son mouchoir – comme il nous ouvrirait son cœur – pour nous dévoiler l'objet du délit précieusement conservé, qu'il saisit entre pouce et index pour nous en faire apprécier « l'élasticité », la couleur et la consistance...

RHONCHOPATHIE :

Deux écoles s'affrontent...
Les tenants du H et ceux qui n'en veulent pas.
Il faut bien admettre que la nuance est purement sémantique.
Le mot rhonchus (du grec rhonchos : ronflement) a été employé par Laennec (un contemporain de Menière), inventeur du stéthoscope qui décrit pour la première fois le bruit anormal perçu à l'auscultation lors de l'**obstruction** des voies respiratoires.
Ronchus (pluriel *ronchi*, du latin *rhonchus*, encore !) est un râle ronflant expiratoire ou inspiratoire perçu à l'auscultation pulmonaire en cas de bronchite...La même chose, quoi !
Comprenne qui pourra !
Loin de moi l'idée de penser que le mot a perdu son H en chemin, car il y en avait déjà un dans rhonchopathie, mais tout de même !
Pour ce qui me concerne, c'est tout de même avec un H que j'emploie le mot et l'on ne s'en étonnera pas.
Il s'agit donc du ronflement, gênant pour l'entourage et parfois source de lits séparés.
J'ai connu l'époque, pas si lointaine, où cette doléance de la part du patient amenait chez l'examinateur un sourire de commisération et une phrase paternaliste : *vous n'avez qu'à faire chambre à part...*
Notre voisin outre-Atlantique s'en inquiétait par contre depuis des décennies avant que l'on s'y penche à notre tour.
Pourquoi donc se préoccuper de cette pathologie, qui, ma foi, n'en est pas une ?
Sa complication est l'apnée du sommeil, c'est-à-dire l'arrêt respiratoire de durée variable, pendant que l'on dort.
Un fleuve qui s'écoule paisiblement sur un terrain peu accidenté est inaudible. S'il vient à traverser des régions escarpées, le débit s'accélère et il va se transformer en un torrent impétueux et bruyant.
Le flux respiratoire subit les mêmes contraintes. Un obstacle qui perturbe le flux laminaire de l'air que l'on respire le rend turbulent, donc bruyant...

Dans les cas extrêmes, quand on dort (sur le dos notamment), l'obstacle peut devenir complet et bloquer plus ou moins longtemps le flux aérien.
C'est le syndrome d'apnée obstructive du sommeil (S.A.O.S).
Ce blocage se situe dans la sphère ORL : voile long, base de langue infiltrée (graisse par exemple), rétrognathisme... L'âge (moindre tonicité des tissus) et le poids sont des facteurs aggravants (voire suffisant pour la prise de poids).
Ce S.A.O.S nécessite que l'on s'en occupe, sinon les conséquences peuvent en être graves.
Un communiqué récent de l'HAS (Haute Autorité de Santé) daté de septembre 2014 rappelle que 4% de la population française est concernée par ces apnées du sommeil soit 530000 Français ce qui est énorme!
Alors, quel en est son traitement ?
C'est très simple !
La HAS a validé l'évaluation de la CNEDiMTS complétée par celle de la CEESP pour comparer l'efficience de la PPC et de l'OAM dans le SAHOS...
Vous avez tout compris...
La médecine a parfois l'art de rendre incompréhensible la conduite à tenir la plus simple et la plus logique qui soit !

Alors, désacronymisons...
CEESP : Commission d'Évaluation Économique et de Santé Publique.
CNEDiMTS : Commission Nationale d'Évaluation des dispositifs Médicaux et des Technologies de Santé.
OAM : Orthèse d'avancée mandibulaire.
SAHOS : Syndrome d'Apnées-Hypopnées Obstructives du Sommeil.
IAH : Indice d'Apnées-Hypopnées.
PPC : Pression Positive Continue.
C'est tout de suite beaucoup plus clair !
Pourtant c'est si simple. L'index d'apnées- hypopnées (diminution de l'amplitude de la ventilation) va conditionner des recommandations validées par la Haute Autorité de Santé pour le meilleur résultat possible chez nos rhonchopathes.
Du nombre des apnées et de leur durée dépendra le traitement : perte de poids, traitement chirurgical, adaptation de masque à pression positive continue, voire, s'il est mal supporté, une gouttière dentaire qui permettra d'avancer la mâchoire inférieure lors du sommeil...
La fatigue au réveil (on court-circuite à chaque cycle la phase de sommeil récupérateur), les maux de tête (par augmentation du gaz carbonique dans le sang) sont des signes d'alarme fréquents.
Ces patients présentent également bien souvent une baisse de leur capacité intellectuelle...

<u>Un exemple</u> ?

Au moins deux ! Et non des moindres.
William Howard Taft, président des États-Unis au début du XXe siècle dont la somnolence excessive et les lenteurs cognitives parfois gênantes créeront des problèmes diplomatiques. Sa perte de poids massive, après avoir quitté la présidence, fera cesser ces symptômes de manière spectaculaire.
Mais surtout notre héros national, l'empereur Napoléon...
Dans des lettres écrites à Joséphine pendant la campagne d'Austerlitz, il note déjà ses coups de fatigue et son besoin de s'endormir un moment pour récupérer (dans sa

calèche et parfois sur son cheval). On revoit sur les tableaux tardifs son embonpoint, son menton étroit certainement associé à un rétrognathisme, son cou court...
Ce besoin irrépressible ira croissant, au fil des années, corrélé à sa prise de poids.
Anne-Louis Girodet qui peindra la reine Hortense (belle-fille et belle-sœur de Napoléon) le croquera endormi au théâtre de Saint-Cloud lors de la représentation de « l'amant bourru » en avril 1812.
La bataille de Waterloo en sera la plus nette confirmation.
Ses généraux proches, noteront plus d'une fois la perte de ses fulgurances, de ses intuitions de génie qui ne l'avaient pas quitté jusqu'alors...
Longtemps la victoire fut incertaine avant d'aboutir à la défaite que l'on connaît.
Peut-on imaginer l'empereur traité, guéri de ces symptômes ?
Qui sait ?
On se prend à refaire le monde...
Hugo refait sa copie: l'aigle relève la tête, la morne plaine devient éclatante.
L'Europe aurait près de deux cents ans, les deux conflits mondiaux évités, un niveau de vie certainement incomparable, pas de chômage...

SINUSITE :

C'est l'inflammation du sinus. Il s'agit en fait plus précisément de son infection.
Il n'y a pas que deux sinus (un de chaque côté de la face). Ils sont nombreux.
Les sinus maxillaires sous les globes oculaires sont les plus souvent affectés et les plus connus des patients. Les cellules ethmoïdales se situent de part et d'autre des globes oculaires en regard de la partie supérieure du nez, les sinus frontaux au-dessus des orbites et les sinus sphénoïdaux, beaucoup plus rarement infectés se trouvent à l'intérieur du crâne, au centre de la base crânienne.
Ce sont des cavités aériennes réparties dans le crâne.
À quoi peuvent-elles servir ?
Une sinusite se traduit par des maux de tête avec sensation de lourdeur du crâne. C'est normal puisque la cavité normalement emplie d'air est pleine de pus. Cela alourdit d'autant le poids du crâne. On peut donc sans se tromper et pas simple bon sens, affirmer que les sinus allègent le poids du crâne. C'est important chez l'Homo sapiens qui a vu le poids de son cerveau doubler par rapport à celui de ses ancêtres. Il fallait une adaptation.
Je me souviens d'une nouvelle d'Alphonse Daudet, lue tout gamin et dont le sens profond m'avait échappé. Il s'agissait de *l'homme à la cervelle d'or*. Notons simplement qu'au fur et à mesure qu'il se délestait de son cerveau d'or au profit des uns et des autres sa pesanteur de crâne et ses maux de tête s'en trouvaient logiquement diminués...
What else ?
Beaucoup de scientifiques affirment que des cavités osseuses creuses sont plus résistantes que des cavités pleines... Peut-être...
On leur a également prêté le pouvoir de réchauffer et humidifier l'air ambiant...
Autant les cornets des fosses nasales remplissent sans le moindre doute cette fonction (mais là, la forme même de ces cornets, dirigeant les courants aériens et tapissés de cellules muqueuses et ciliées est tout à fait appropriée pour cette fonction, autant on la comprend mal pour nos sinus).
L'un de nos ancêtres, l'homme de Néandertal, dont la lignée s'est éteinte il y a plusieurs milliers d'années, ne laissant la place qu'à l'homme de Cro-Magnon comme seul ancêtre

possible, ne présentait pas des sinus plus développés que l'Homo sapiens. Pourtant, il vivait dans des contrées froides. Cela infirmerait l'hypothèse invoquée.

La symptomatologie clinique est faite d'une triade caractéristique :
Céphalées (on a vu pourquoi)
Mouchage sale (le sinus communique avec les fosses nasales et le pus s'extériorise par le nez.
Fièvre bien souvent (il y a infection justifiant l'antibiothérapie)

Comment s'infectent-ils ?
Le plus souvent ce sera une infection de voisinage, notamment nasale qui se propage aux cavités sinusiennes parfois mal aérées. Une infection dentaire est également classique.
Dans la très grande majorité des cas, le traitement reste médical, fait d'antibiotiques, d'anti-inflammatoires et d'antalgiques.
Il est rare qu'il faille intervenir (c'est alors le cas de « vieilles » sinusites résistantes aux traitements médicaux).

Un collègue mentionne dans un site consacré aux échanges ORL, un traitement un peu particulier que lui aurait confié un vieux patient des années plus tôt, pratiqué pendant le premier conflit mondial.
Son médecin militaire devant une sinusite rebelle lui avait conseillé des lavages de nez à l'urine. (La pénicilline découverte par Fleming ne fut utilisée qu'à la fin de la Seconde Guerre mondiale).
Le collègue raconte :
Je pense qu'outre les problèmes d'odeurs, les dérivés ammoniaqués avaient fait leur œuvre et que sa pauvre pituitaire avait lâché l'affaire depuis longtemps (rhinosinusite chronique avec muqueuse nécrosée).
Certes ce traitement n'avait pas dû améliorer les choses et on peut comprendre l'importance de l'antibiotique quand il est nécessaire.

<u>Un peu d'histoire</u> :

Notre Roi-Soleil, beaucoup le savent, fut opéré avec succès d'une fistule anale – réussite très rare à l'époque- par son chirurgien Charles-François Félix. Cette fistule, handicapante, l'empêchait de monter à cheval, impensable pour ce chasseur passionné.
Il vécut aussi durant des années avec une sinusite chronique, très marquante olfactivement parlant pour l'entourage, dont son premier médecin Antoine Daquin fut en partie responsable…
Ce mangeur infatigable, ce nouveau Pantagruel goûtait en effet fort peu l'hygiène du corps et encore moins l'hygiène dentaire.
Il s'en suivait des caries dentaires et des digestions nocturnes difficiles.
En 1680, une molaire cariée et douloureuse est extraite par ce médecin. La dent devait communiquer avec le sinus et cette extraction se compliqua d'un abcès sinusien rendant la douleur encore plus pénible.
Ne sachant que faire, Daquin va extraire toutes les dents de la mâchoire supérieure de son royal sujet, aggravant de façon importante la communication bucco - sinusienne et, par là même, l'infection chronique du sinus.
Louis XIV vivra ainsi 35 ans, jusqu'à sa mort avec une infection sinusienne et une communication bucco - sinusienne entretenant l'infection, l'empêchant de mastiquer ses

aliments –lui qui aimait tant manger – occasionnant parfois une sortie d'aliments par le nez.
L'histoire (du moins je le pense) ne dit pas s'il fut proposé un palais occlusif pour pallier ce problème, palais qui lui aurait été peut-être plus utile que celui de Versailles.
À ce malheur se rajoutait une odeur pestilentielle de la bouche, gênant le roi et ses sujets, obligeant Louis XIV à faire ouvrir les fenêtres de Versailles en toutes saisons, prétextant qu'il avait trop chaud.
En ce siècle où la monarchie absolue n'était pas un vain mot, on assistait ainsi à Versailles au défilé ininterrompu de tout ce que le pays comptait de seigneurs importants tenus d'être au lever, au diner et au coucher du grand homme sans oublier leur présence aux décisions politiques prises sur la chaise percée où l'on imagine fort bien qu'une nouvelle odeur se mariait à la précédente.

Le grand siècle...

Est-ce si sûr ?
Certes, un rayonnement mondial de la France en Europe, mais une France ruinée par les excès du Monarque et les guerres.
Un peuple plus misérable que jamais.
La révocation de l'Édit de Nantes et les conséquences que l'on connaît. Le code noir...
La famine des années 92 à 94 qui tua plus en deux ans que le premier conflit mondial en quatre ans, bien que la France comptât beaucoup moins d'habitants.
L'hiver 1709, tellement rigoureux que les loups après le tristement célèbre hiver 1438 entrèrent une nouvelle fois dans Paris et firent d'autres victimes que celles, fort nombreuses, qui périrent du froid.
Une haine inextinguible pour la France chez nos voisins à qui l'on ne cessait de faire la guerre. Et pour solde de tout compte, à la fin de sa très longue vie, un simple *mea culpa* du monarque, encensé par tous les manuels d'histoire : *J'ai trop aimé la guerre.*

SLUDER : Amygdalotome de

Ô amygdalotome, combien d'excès on commet en ton nom !
C'est la fameuse « guillotine » qui sert à capturer les amygdales, « ces coucous écarlates » avant qu'ils ne rentrent dans leur boîte !
Elle n'a de guillotine que l'aspect.
Rien de tranchant dans cette lame qui coulisse et piège l'organe à enlever.
C'est la main, ou plutôt le doigt qui fait tout. Une dissection au doigt... le meilleur instrument qu'on ait fait à ce jour. L'organe étant piégé (et le pédicule vasculaire clampé), on dissèque sans tirer !
Las, les idées ont la vie dure.
Est-ce à cause de ce geste qu'on nous a si longtemps appelés les arracheurs d'amygdales ?
Ou *grâce* à Michel Tournier dont les propos sont présents dans bien des mémoires. Rapportant ses souvenirs d'enfant de quatre ans lorsqu'il fut opéré des amygdales, il écrira : *la pince entra en action, car les amygdales, cela ne se coupe pas, cela s'arrache comme des dents. Je fus littéralement noyé dans mon propre sang ...* Tournier ira jusqu'à nommer le chirurgien responsable de cette scène de boucherie à ses yeux, *le seul homme au monde que je haïsse absolument parce qu'il m'a fait un mal incalculable...*

Il est vrai qu'il nous fut aussi donné le surnom de perce-oreilles à une autre époque quand les hommes de l'art paraissaient un peu trop prompts à paracentèser (inciser le tympan) dans les otites collectées hyperalgiques de l'enfant, pour le bien de ces derniers !
Et pourtant !
Le geste au Sluder est technique, beaucoup plus qu'on ne le croit en le voyant pratiquer.
Le saignement est bref, peu abondant.
La douleur est courte, faible dans la majorité des cas chez les enfants qui remangent rapidement et souvent le soir même.
J'irai jusqu'à dire que l'acte est élégant, mais on ne peut être juge et partie...
En 1999, les premières leçons de l'enquête « mortalité » Société Française d'Anesthésie et Réanimation- INSERM signent le glas de l'amygdalectomie au Sluder, rendant cette technique responsable d'un petit nombre de décès...
De 1997 à 2006, il est déclaré 34 sinistres auprès du SOU médical et de la Mutuelle d'Assurance du Corps sanitaire français, dont 10 décès, suite à des amygdalectomies. L'anesthésie reste en cause dans 60% des cas sans rapport avec la protection des voies aériennes qui était assurée. Dans les quatre décès restants d'origine ORL pour amygdalectomie, Il est bien difficile de connaître la cause exacte des hémorragies, sauf dans un cas où une hémorragie grave, survenue **un mois** après l'intervention signait à coup sûr la technique de dissection prônée de nos jours, certainement par blessure partielle d'un gros vaisseau lors du geste chirurgical...
On n'enseigne plus de nos jours l'amygdalectomie au Sluder... Pourquoi ?
Mystère ! Seule la Haute Autorité de Santé pourrait éclairer notre lanterne.
Je reprends ces mots du Professeur Bouche, dans un ouvrage « Souvenirs et réflexions » publié par les laboratoires du Dr Bouchara :

Il s'agissait d'amygdalectomie au Sluder [...], mais c'est une école de haut niveau et ses résultats n'ont pas été dépassés. En faisant une étude sur les 10.000 derniers cas, je n'ai retrouvé qu'un accident mortel [...] Mais un cas de mort sur 10.000e paraît un résultat remarquable et je ne pense pas que les techniques modernes dont on vante la sécurité puissent approcher ce score.

Je ne peux m'empêcher de penser à une autre interdiction, celle du SNUS Suédois (**SNUS**) par la Cour de Justice des Communautés européennes depuis 2004. Nous le reverrons...
Combien sommes-nous dans l'hexagone à avoir pratiqué l'amygdalectomie au Sluder durant des décennies sur des milliers d'enfants sans le moindre incident ?
Beaucoup !
Les modes changent...
Rendez-vous dans quelques années pour un nouveau bilan après la suppression de l'amygdalectomie au Sluder par la Haute Autorité de Santé.
Ô Europe, Ô institutions médicales de contrôle, combien d'accidents médicaux à venir risque-t-on de commettre en votre nom !

SNUS :

Pas vraiment de rapport avec l'ORL me direz-vous pour ce chapitre ou avec le sujet précédent...
Oh que si !
Le Snus, c'est ainsi que l'on appelle en Suède leur tabac oral, leur tabac à chiquer. Il est présenté sous forme de fines lanières de tabac (scaferlati) disposées dans un sachet

poreux ressemblant à un sachet de thé que l'on introduit entre la lèvre supérieure et la gencive. Divers arômes ajoutés sont proposés à l'acheteur. Les Suédois sont parvenus, en utilisant du tabac génétiquement modifié et en évitant les engrais nitratés et toute fermentation des feuilles lors du séchage, à obtenir un tabac pratiquement dépourvu de la moindre teneur en nitrosamines cancérigènes (2,8 µg/g de tabac voire pour certains sachets maintenant 0,1µg/g de tabac).

Peuple à vocation maritime par la situation géographique de leur pays, l'usage de la cigarette en mer n'était pas le moyen le plus approprié chez les Suédois pour consommer du tabac. La pipe lui était déjà préférée, fixant dans nos mémoires le marin barbu et buriné, la casquette et la pipe faisant partie des attributs indéracinables !

Mais cette image d'Épinal correspond plus à une image publicitaire pour une marque de thon connue qu'à la réalité. Allez relever les chaluts, bouffarde à la main ou au bec en pleine mer Baltique !

20% de Suédois se sont orientés vers ce tabac oral.

16% continuant à consommer du tabac brûlé ce qui nous amène à 36% de fumeurs, toutes tendances confondues (contre 30% environ pour la France).

Pourtant, les courbes de mortalité liées au tabac dans ce pays sont les plus basses du monde...

Alors nécessairement, **arithmétiquement** le SNUS ne doit pas présenter les mêmes risques que le tabac brûlé, permettant en outre aux « addicts », aux fumeurs invétérés, de ne pas être en manque de nicotine qui crée (entre autres) l'addiction.

Sauf toutefois pour la Cour de Justice des Communautés européennes. (CJCE) qui semble bouder les additions !

C'est ainsi que dans son arrêt du 14 décembre 2004 (affaire C-210/03), s'appuyant sur une directive européenne de 1992, elle affirme qu'elle n'est pas en état de conclure que le tabac oral est sans danger pour la santé.

Il semble que cette directive ait (délibérément ?) confondu le SNUS avec le « smokeless tobacco », tabac sans fumée, largement utilisé par les jeunes Américains.

Alors, de quels méfaits ce « smokeless tobacco », dont le Skoal Bandits en est l'exemple le plus représentatif, était-il accusé pour avoir fait réagir ainsi notre vieille Europe ?

En 1990, 8 millions de jeunes Américains en faisaient une consommation régulière et l'industrie du tabac, profitant du fait que ces produits avaient échappé à l'interdiction de publicité, en vantaient ses vertus stimulantes pour les performances sportives, d'autant qu'il était facile de le consommer pour les jeunes s'adonnant au jogging ...

Des cancers buccaux, révélés chez des femmes de Caroline du Nord utilisant un tabac à chiquer (*snuff-dipping*) et par-dessus tout un cancer de la gencive apparu chez un enfant de 11 ans consommant des « Skoal bandits » avaient mis le feu aux poudres et l'on eut tôt fait d'attribuer à ces formes orales les pires méfaits du monde.

Si, indubitablement, les cancers cités sont en rapport direct avec les nitrosamines délivrés en très grande quantité par le tabac oral étudié (hors Snus), ces cancers buccaux ne représentent toutefois que 3% des cancers et sont aussi fréquents chez les utilisateurs de tabac fumé...

D'autres allégations eurent tôt fait d'être avancées...

Ces formes de tabac oral faciliteraient l'entrée des jeunes dans le tabagisme... Une enquête épidémiologique parue en 2005 dans *Addictive behaviors* infirme cette hypothèse.

Il y a un risque de cancers du pancréas induit par les nitrosamines présents dans le tabac sans fumée...

Or le Snus en est pratiquement exempt et l'article paru en 2005 dans Addictive Behaviors réfute également cette hypothèse.

On a donc fait un procès d'intention pour un produit (Snus) assimilé aux autres formes de tabac oral bien qu'il soit quasiment délivré du **seul** produit potentiellement dangereux par contact (les nitrosamines) et interdit son utilisation en Europe!
Seul son voisin la Norvège, ne faisant pas partie de l'Union européenne, a le droit de l'acheter... Elle est donc logiquement en deuxième place, derrière la Suède, pour les taux de mortalité les plus bas du monde, liés au tabac.
On ne peut que regretter que les industries cigarettières n'aient pas fabriqué le SNUS ce qui aurait permis à des milliers de personnes d'être encore de ce monde.
Et les industries cigarettières sont riches, très riches et très puissantes !
Alors, n'hésitez pas, faites comme Gandhi au début du siècle précédent, ce héros reconnu par toutes les nations...
Appliquez la désobéissance civile et commandez du SNUS par Internet !
C'est pour votre bien et nul ne peut vous l'interdire, car il y va de votre vie.
La santé de votre démocratie est contraire à la vôtre. Elle souhaite que vous fumiez !
Vous faites ainsi rentrer de l'argent dans les caisses, vous raccourcissez votre vie de 10 minutes par jour (elle n'a pas les moyens de vous voir vivre vieux), vous pouvez incendier votre appartement et périr dans les flammes et vous risquez avec une grande probabilité de mourir d'une affection liée au tabac ! Autant d'argent épargné par nos sociétés.
Eh non ! les dépenses liées au tabac ne sont pas deux fois plus élevées que l'argent qu'il rapporte. Le calcul peut être fait schématiquement, mais de façon claire.
D'ailleurs, si cela était, on aurait trouvé l'arme absolue pour vous faire cesser rapidement de fumer (de gré ou de force).
Le biologiste et académicien Jean Rostand, fils de l'auteur de Cyrano de Bergerac, avait émis avant sa mort les propos suivants :

Si l'on avait consacré aux recherches en biologie, les sommes consacrées aux budgets militaires de tous les pays, la question de l'immortalité ou au moins de la jouvence éternelle serait réglée.

Notre cher biologiste feignait-il d'ignorer que dans notre monde et dans notre pays en particulier, il n'est pas souhaitable que l'on vive vieux pour les problèmes pécuniaires que cela poserait.

Alors... désobéissez et soignez-vous !

SURDITÉ :

Vaste programme aurait dit de Gaulle !
Schématiquement les surdités de transmission, quelles qu'en soient les causes, sont corrigibles chirurgicalement. C'est le système de transmission qui est défaillant (tympan, osselets).
Les surdités de perception (oreille interne) sont appareillables et non opérables.
Elles peuvent être acquises ou familiales et présenter toutes les formes d'intensité.
Les surdités profondes qui touchent les très jeunes enfants posent le problème de l'acquisition du langage. Il faut percevoir des sons, des phrases autour de soi pour ébaucher des mots. Cette évidence échappe pourtant parfois au commun des mortels et pour peu que nous nous trouvions en face d'un adulte sourd profond, même appareillé, on est surpris par ses difficultés à articuler, donnant à ses phrases quelque chose

d'inachevé... Comment voulez-vous prononcer correctement si vous ne vous entendez pas ou très mal ?
Ce ne serait pas grave en soi si l'on n'avait pas assimilé surdité profonde et individus intellectuellement retardés !
Doit-on rappeler le cas de Beethoven qui écrira, sourd, quantité de sonates, quatuors, concertos pour pianos ?
Thomas Edison, Graham Bell, l'inventeur du téléphone, le peintre Goya et combien d'autres étaient sourds profonds ?
Victor Hugo, notre monument national, écrira à Ferdinand Berthier, sourd-muet et fondateur – entres autres – de la Société des sourds-muets de Paris :

Qu'importe la surdité de l'oreille quand l'esprit entend ? La seule surdité, la vraie surdité, la surdité incurable, c'est celle de l'intelligence...

Ferdinand Berthier, un siècle après l'abbé de l'Épée, a su faire admettre au plus grand nombre que surdi-mutité n'était pas synonyme de retard mental...

Le Quasimodo d'Hugo, devenu sourd par les cloches de Notre–Dame est un magnifique exemple de bonté, d'altruisme et d'intelligence malgré un handicap physique lourd et une surdité majeure...

Comment clore ce chapitre sans citer l'abbé de l'Épée qui a fondé la première institution éducative et gratuite pour les sourds et consacré sa fortune à l'enseignement du langage des signes, utilisé de nos jours dans le monde entier et qui a permis de reconnaître les sourds profonds comme des êtres humains à part entière ? Il finira pauvre et infirme, mais quelle vie !
Très tôt maintenant, on peut appareiller les sourds profonds par des implants cochléaires qui vont apporter le langage aux enfants déficients auditifs profonds...

Un peu d'histoire

Notre premier Empereur français, notre grand Charlemagne à la barbe fleurie, qui n'était pas plus Français qu'il n'avait de barbe, encore moins fleurie, était-il sourd ? La plus célèbre défaite de « notre » grand Empereur à Roncevaux contre de simples Vascons, ancêtres des Basques est devenue, par les mystères de la littérature et d'une chanson de geste écrite trois siècles plus tard, la plus héroïque bataille du grand homme. Son fidèle Roland, cheminant en arrière-garde, attaqué dans le défilé de Roncevaux par ces Vascons, se défendra jusqu'à la mort avec sa petite armée, et, se voyant mourir, cherchera à fendre sa *Durendal* après avoir fait sonner de l'Olifant pour faire revenir Charlemagne. Mais son ouïe semblait déficiente ou était-ce le félon Ganelon – puisqu'il fallait un traître – qui l'avait induit en erreur, jaloux de l'affection que Charlemagne portait à Roland, lui assurant que personne ne sonnait de l'olifant.
Nous ne le saurons jamais... mais il est vrai que dans cette geste, tout est chanson.

Un roi de France, Louis IX, canonisé un peu plus de 20 ans après sa mort -Saint-Louis-, ce qui demeure exceptionnel, avait dit-on le pouvoir de guérir les surdités. Le fait qu'il s'appelât Louis ne devait pas être étranger au talent qu'on lui prêtait. L'église distinguant les pouvoirs temporels de ceux spirituels tolérait uniquement que les rois

thaumaturges puissent guérir les écrouelles moyennant la formule accompagnatrice ...
Le roi te touche, Dieu te guérit.
Il semble qu'ici, elle ait fait une exception pour son plus grand zélateur, parti deux fois aux Croisades, mort à Tunis en 1270 et dont l'intolérance religieuse pourrait ressembler de nos jours à de l'intégrisme.

TABAC :

Le tabac et ses méfaits ont pleinement leur place ici.
Avec l'alcool et la mauvaise hygiène dentaire, il contribue grandement à favoriser la survenue de cancers des voies aériennes supérieures.
Lorsque Christophe Colomb débarque de la *Pinta* sur le sol du Nouveau Monde en 1492, deux de ses compagnons assistent à ce qu'ils pensent être des fumigations rituelles pratiquées par les habitants de l'île (Cuba). Ces derniers portent à leur bouche des cylindres creux se consumant à leur extrémité et ils semblent prendre du plaisir à en aspirer la fumée et à échanger entre eux leur étrange tube.
Très vite cependant, Christophe Colomb et ses amis réalisent que la fumée n'a pas, pour ces Indiens, le caractère sacré qu'ils leur attribuent.
Au fur et à mesure de leur expédition, ils découvrent que les autochtones fument partout, que ce soient des feuilles séchées roulées en cylindres, des pipes où ils aspirent les feuilles allumées par l'intermédiaire d'un tuyau ou d'un roseau. Et que ces inhalations semblent leur procurer beaucoup de plaisir.
Laissons parler Charles Saffray dans son voyage à la Nouvelle-Grenade (1869-1870) :
« Les Gaulois et les Germains humaient la fumée de chanvre brûlé sur des pierres rougies au feu... C'est de la même manière que les Indiens de l'Amérique du Sud faisaient usage du tabac. Oviedo nous le fait connaître dans son histoire des Indes.[...] Ils recevaient la vapeur et fumée grâce à cet instrument, une, deux, trois et plusieurs fois, tant qu'ils pouvaient, jusqu'à ce qu'ils demeurèrent sans aucun sentiment [...] Ils appellent cet instrument à deux tuyaux, tabaco et non pas l'herbe ou sommeil qui les prend, comme aucun le pensaient. Nous voyons que le mot tabac vient de l'espèce de pipe des Indiens et non pas de la plante ou d'une île Tabago... Colomb dit d'ailleurs des habitants de Guanuharri qu'ils humaient avec des tubes nommés tabacos la fumée de la plante et la rendaient par la bouche et les narines... »
Les marins ramènent chez eux cette plante qui, très rapidement, se répand dans toute l'Europe parée de toutes les vertus médicinales...
C'est à Jean Nicot en 1560, alors ambassadeur de France à Lisbonne que l'on attribue la responsabilité (le bonheur, diront certains) d'avoir fait entrer le tabac en France. Son intention était louable, car il s'agissait de soigner les migraines de la reine Catherine de Médicis ! *
La jeune veuve d'Henri II qui dirigera le royaume de France avec chacun de ses trois fils durant plus de trente ans, en pleines guerres de religion, fera de son mieux pour tenter d'apaiser les deux factions. Est-ce cela qui lui vaudra ces maux de tête chroniques. Qui peut le dire ? Toujours est-il que le traitement fut efficace (il s'agissait de poudre de tabac utilisée en prises) et Jean Nicot sera anobli. Des siècles plus tard, l'État reconnaissant érigera une plaque commémorative sur la maison natale de l'ambassadeur à Nîmes.
C'est la **combustion** des feuilles (ici de tabac) qui libère les substances cancérigènes.
Lors de l'aspiration, une bouffée de cigarette libère une phase particulière (ou condensat) faite de goudrons (avec plus de 4000 substances cancérigènes), d'eau et de

nicotine et une phase gazeuse avec en particulier du monoxyde de carbone (CO) qui bouche les artères beaucoup plus sûrement que n'importe quelle autre pathologie (diabète/hypercholestérolémie...).

Pourquoi des feuilles de tabac ? Parce celles-ci possèdent un pesticide naturel, la nicotine, qui vous rend très vite captif de cette drogue. Toute autre feuille grillée est aussi nocive, mais la nicotine en est absente donc sans intérêt pour nos cigarettiers qui vous aiment et tiennent à ce que vous persévériez dans votre dépendance, et peu importe si elle tue.

On prête à Jeffrey Wigand, ancien vice-président de la recherche et développement du fabricant de cigarettes américain Brown & Williamson, transfuge de l'industrie du tabac, dont le combat pour la vérité a fait l'objet d'un film sorti en mars 2000 sous le titre *Révélations*, les propos suivants :

Ce qui sépare l'industrie du tabac de l'industrie du crime n'a plus que l'épaisseur d'une feuille... de papier de cigarette !

* *Manuel à l'usage des fumeurs invétérés - même auteur*

TÉTINES :

Combien d'enfants viennent nous voir avec leurs parents, la bouche « muselée » par une tétine devenue ergonomique pour éviter tout trouble du développement dentaire ou maxillaire ou des caries.

Combien d'ouvrages ont-elles suscité par les contempteurs de tous poils (Pédiatres, Psychologues, hygiénistes, stomatologistes) y allant chacun de leur phrase assassine pour déplorer cet usage.

On a même cité le risque d'effet adverse sur l'allaitement, conduisant à ne proposer un tel remède qu'après 18 mois, lorsque l'allaitement est bien installé... (dans notre monde actuel, il est même terminé depuis longtemps, mais qu'importe !)

Comment fait-on lorsque l'enfant sevré d'un objet buccal met son pouce dans la bouche, besoin impérieux bien souvent que l'on retrouve chez tous les enfants du monde, notamment pour s'endormir, risquant cette fois-là de façon certaine de déformer la voûte palatine bien modulable encore et engendrant des déformations de l'implantation dentaire plus tard.

Deux solutions m'apparaissent intéressantes : couper les doigts ou, méthode moins violente, faire porter des moufles à nos chers petits...

Fort heureusement, serais-je tenté de dire, les habitudes ont la vie dure et les modes perdurent pour le plus grand « malheur » à n'en pas douter de ces enfants, à peine nés que déjà promis à un avenir – local du moins, mais pas seulement – catastrophique, car affublés de cet « objet » dont ils ne pourront jamais se défaire et à l'origine de tous les maux de la terre. Les parents, plus pragmatiques, ne se posent pas de telles questions et ont vite compris que ces tétines, vendues depuis toujours ont bien des avantages.

Pourtant les modes changent chez les tenants du savoir.

On l'utilise désormais dans les services de néonatalogie chez les tout petits, car la succion provoque une libération d'endorphines et une relaxation du nourrisson et ce n'est pas pour le faire taire.

Laquelle libération peut éviter d'utiliser des antalgiques quand ce n'est pas nécessaire.

Mais attention !

Une tétine, une totote, une tutute d'accord, mais pas à n'importe quel prix !

IL FAUT LA DÉSINFECTER vous diront les hygiénistes élevés dans la tradition pasteurienne. Et mieux, s'en séparer très vite (vers 12 mois).
Las !
Aucune différence vraie, réelle, confirmée, sans biais possible n'a été retrouvée de façon formelle dans les études qui existent depuis 25 ans. Certaines affirment cependant qu'il existe plus d'otites chez les nouveau-nés qui ont une tétine en bouche notamment après la première année de vie.
Une équipe suédoise a par ailleurs récemment étudié le risque **allergique** des nouveau-nés à qui l'on introduit dans la bouche une tétine préalablement nettoyée par un parent en la passant dans sa propre bouche, ou des tétines lavées à l'eau froide, bouillante, mais aussi passées au lave-vaisselle, voire stérilisées.
Si pendant les premiers mois de la vie, il n'y avait pas de différence quant au pourcentage d'allergiques chez les nouveau-nés, à partir de 18 mois on note une différence significative chez l'enfant qui prend la tétine sucée, tant pour l'eczéma que pour l'asthme avec un pourcentage moindre d'atteinte dans ces cas !
Les allergologues ne manqueront pas certainement de trouver ici aussi des biais à cette étude et douter de l'exactitude des résultats.
Ce qui est sûr en tout cas, c'est qu'il ne me paraît pas sérieux de passer au lave-vaisselle ou de stériliser ces tétines et encore moins de les interdire.
Il y a plus de 30 ans, mon épouse s'est vite lassée de stériliser les biberons que nous donnions à nos enfants, invoquant, avec un bon sens évident, ce paradoxe chez des enfants qui passaient le plus clair du temps à porter à leur bouche tout ce qu'ils trouvaient sous la main.
Rassurez-vous, ils sont en excellente santé, ont fait de belles études et n'ont jamais été hospitalisés pour une quelconque infection.
Mais chut !
Ne faites pas la même chose, car ce n'est pas bien et Pédiatres et Hygiénistes vous diront que c'est mal et il faut les croire.

THÉRAPIE GÉNIQUE :

Parée de tous les espoirs, mais aussi de tous les doutes, ce sera peut-être la grande révolution de la médecine de la deuxième moitié du XXIe siècle.
Elle consiste à réparer ou modifier le patrimoine génétique défaillant à l'origine d'une maladie.
En 1953, deux jeunes chercheurs, Watson et Crick publiaient un article dans une revue scientifique qui allait révolutionner la compréhension des mécanismes chimiques de l'hérédité en décrivant la structure en double hélice de l'acide désoxyribonucléique (ADN), qui contient l'ensemble du matériel génétique d'un individu, ce qui leur vaudra le prix Nobel de médecine quelques années plus tard.
Peu de temps après, les Français Jacques Monod, François Jacob et André Lwoff démontrent que cet ADN est le point de départ des réactions biochimiques qui, par l'intermédiaire de l'acide ribonucléique (ARN) produisent les protéines nécessaires à la vie et dont l'absence peut créer des maladies génétiques. Cela leur vaudra là aussi le prix Nobel en 1965.
Puis apparaît le séquençage entier du génome, d'abord animal à la fin des années 70 pour devenir humain. Le premier séquençage entier du génome humain est ainsi réalisé en 2003 et coûtera plus de 2 milliards de dollars…
À partir de là, tous les espoirs sont permis… Toutes les craintes aussi, car qui peut se permettre de tels coûts sans résultat probant à terme.

Remplacer le gène manquant, à l'origine d'une maladie qui permettra par exemple de synthétiser la protéine déficiente et de sauver un enfant porteur d'une maladie génétique, voilà une idée séduisante qui vaut bien tous les sacrifices du monde.
Les investisseurs sont sollicités, les téléthons se mettent en place, mais cela suffira-t-il quand, à ce jour, les résultats restent décevants et le retour sur investissement, une chimère lointaine ?
Or hélas, malgré la générosité et le désintéressement relatif de certains, tout dans notre mode est placé sous le sceau du résultat ou, plus mercantile, du profit immédiat.
Un deuxième danger guette ce formidable bond en avant de notre médecine. C'est l'usage qui peut être fait de ces manipulations de gènes.
Il n'y a pas si longtemps, certains prônaient l'avènement d'une race supérieure. Or, l'eugénisme tôt ou tard risque de refaire surface derrière ces manipulations. Un comité d'éthique pourra-t-il empêcher un financier privé, installé dans un État échappant à toute loi, d'entreprendre des recherches aboutissant à un concept d'homme parfait moyennant quelques trafics génétiques !
Et l'enfer, comme chacun sait n'est pavé que de bonnes intentions.
Nous arrivons peut-être à l'aube de tous les dangers.
En médecine, comme malheureusement dans bien d'autres domaines.
Ainsi le pape du transhumanisme, Ray Kurzweil a été embauché par Google. Le transhumanisme est un courant de pensée qui prône l'usage des sciences et des techniques (biotechnologie) pour faite demain ni plus ni moins qu'un robocop : un homme parfait, moitié machine, moitié homme capable de mieux entendre, d'être plus fort, de voir plus loin, de penser beaucoup plus vite et bien mieux, grâce à des puces implantées dans le cerveau humain. Un être qui repousse les limites de la vie par manipulations génétiques et remplacement de pièces si nécessaire, puisées dans une banque de cellules indifférenciées.
On a donc prévu, pour le milieu de notre siècle, de réaliser *l'homme qui valait trois milliards !*
Mais là, ce n'est plus un film de science-fiction pour Google et Ray Kurzweil. Cela deviendra la réalité.
Le meilleur des mondes n'est déjà plus un roman de science-fiction... À la rigueur d'anticipation.

Et si cela arrive, comme le dit Philippe de Villiers dans « Le moment est venu de dire ce que j'ai vu », qui en profitera ?
Ce rêve à portée de main –l'immortalité- que concoctent aujourd'hui les multinationales comme Google, Apple et les autres est un rêve sélectif. Seuls les plus riches et les moins scrupuleux y auront accès ».

À quand la transmission de l'acquit d'une vie dans le cerveau des nouveau-nés pour leur permettre demain d'être opérant très tôt, évitant ainsi le long apprentissage des sciences, de la culture, de l'histoire, de l'art, qui ferait d'eux des êtres uniques avec leur connaissance et leur sensibilité propre ! Tout ce qui fait la richesse de l'être humain.

Où s'arrêtera la folie des hommes pour notre bonheur commun ?
L'interruption volontaire de grossesse (IVG) répond à cette logique et son intérêt premier a été dévoyé. Votée en France en 1975 et formidable avancée pour les filles mères ou lors de risques réels pour la mère et l'enfant, elle est devenue un acte routinier laissé au libre choix de toute femme majeure, sans autre impératif !

Pourtant, la contraception existe et avant elle, nos mères savaient s'en passer pour éviter de se trouver enceintes.
Est-il raisonnable de décider, pour convenance personnelle, de la vie ou de la mort d'un être innocent. Cela, bien sûr, pose la question de l'être pensant qu'est l'embryon. Difficile de répondre à cette question, mais ce que l'on peut affirmer, sans crainte de se tromper, est que le sexe est déterminé au stade unicellulaire de l'embryon.
On ne peut plus tôt, donc.
En découle la recherche sur les cellules souches embryonnaires.
La question posée est la liberté de la recherche et le respect de l'embryon humain.
Lorsque la science a démontré que les cellules souches embryonnaires étaient capables de se différencier pour évoluer vers tous les tissus du corps humain, la question était soulevée.
Était-il « éthique » d'autoriser l'expérimentation sur une vie humaine en phase de développement au nom des progrès de la médecine ?
Si en 1994, une première loi de bioéthique prononce **l'interdiction absolue** de toute recherche sur l'embryon, dix ans plus tard, la recherche sur les embryons ne devient plus qu'interdite « en principe » !
Les perspectives thérapeutiques apparaissent telles que le législateur décide que des dérogations exceptionnelles pourront être accordées aux équipes de recherche.
Les cellules souches embryonnaires utilisées sont prélevées sur des embryons surnuméraires entre le 5e et le 7e jour suivant une fécondation *in vitro* et qui ont été congelés en prévision d'un projet parental finalement abandonné.
Les comités consultatifs, sollicités sur ces questions relatives à l'utilisation des cellules souches embryonnaires renouvellent tous les 5 ans depuis 2004 un avis favorable sous condition.
L'apport de ces cellules pluripotentes est gigantesque pour la recherche et les traitements de maladies génétiques, mais il est facile de comprendre combien une telle utilisation en des mains moins scrupuleuses peut, là encore, devenir dangereuse !

L'homme joue à l'apprenti sorcier. Il a ouvert, il y a bien longtemps, la boite de Pandore, repoussant indéfiniment les limites de la maladie, bientôt les limites de la mort.
Il n'a eu de cesse d'ôter la glaise de ses souliers, cette terre qui est pourtant son bien le plus précieux, sa terre dont il se détourne comme s'il en avait honte.
Pourtant il restera mortel, quoi qu'il fasse. Souhaitons seulement qu'il garde un peu de lucidité pour épargner notre planète bleue.
Je repense à ces mots de Jacques Mayol, premier apnéiste à avoir dépassé la profondeur de 100 mètres, interviewé il y a quelques années :
Que faudrait-il faire pour cesser de détruire notre planète ?
Mayol répondit avec un peu d'humour :
« *Tuer l'homme* »
Il se pendit quelques années plus tard.

TRAUMATISME SONORE :

L'une des consultations ORL la plus fréquente.
Je passe sur le traumatisme mécanique qui permet chaque année aux ORL, confrontés aux perforations tympaniques par cotons-tiges, de pratiquer une intervention chirurgicale pour reconstituer le tympan... et qui s'accompagne de lésions auditives transmissionnelles bien sûr, mais parfois aussi perceptionnelles et dès lors définitives.

Ce n'est pas l'objet du chapitre, mais rappelons pour les *addicts* du coton-tige qu'il ne doit pas être utilisé pour nettoyer les conduits. Pour deux raisons simples :
L'introduction du coton-tige enlève un peu de cire du conduit, mais en tasse beaucoup…
On bourre le fût du canon avec la poudre… Ennuyeux aux premiers bains estivaux.
Et chaque année, il apporte son lot de perforations tympaniques…

Deux causes, parfois intriquées, dans les traumatismes **sonores.**
   - Le bruit violent bien sûr est le plus constant traumatisme de l'oreille interne. Toute lésion est irréversible et l'oreille interne nous accompagne la vie durant. Protégeons-la donc des agressions sonores de toutes sortes ! Un signe révélateur : les acouphènes au lendemain d'un concert …
   - Très proche de lui, le traumatisme pressionnel…
Qu'entend-on par là ?
Une compression brutale de l'air du conduit peut créer un traumatisme pressionnel…
Une gifle sur le pavillon en est un excellent exemple. Le bruit de la claque qui se propage peut déjà réaliser le traumatisme sonore auquel se surajoute la mini déflagration - blast en Anglais pour effet de souffle – avec comme conséquence possible une déchirure tympanique !
C'est loin d'être rare et nous en voyons chaque année. Un homme politique eut son heure de gloire en giflant (sur la joue) un gamin qui avait tenté de lui faire les poches…
Certes, mais visez juste ou abstenez –vous !
 L'usage des armes à feu peut réaliser cette double lésion : pressionnelle et sonore.
Proches de ces lésions, celles que l'on peut rencontrer en mer et en plongée.
J'exclus le barotraumatisme dont je parlerai à **Valsalva** pour mentionner deux pathologies.
Un saut dans l'eau, un plongeon, une vague dans l'oreille peuvent réaliser un blast. On a remplacé l'air par l'eau, les dégâts sont identiques ou pires.
Pour la plongée, je mets de côté le barotraumatisme évoqué plus loin pour mentionner ce que j'appelle le blast des plongeurs…
Certains plongeurs effectuent difficilement l'équilibration des pressions de la caisse avec la pression liquidienne externe qui appuie sur le tympan (qui augmente d'un bar tous les dix mètres)…
Ils effectuent alors des à-coups pressionnels pour forcer le passage de l'air dans la trompe d'Eustache. Ce que j'appelle des coups de piston de l'étrier dans l'oreille interne.
Ça passe souvent ainsi… au détriment d'une atteinte de l'oreille interne irréversible avec la chute caractéristique sur la fréquence des 4000Hz, plus fréquemment celle des 6000 Hz…
Les plongeurs ne parviennent pas tous à pratiquer le Frenzel ou la béance tubaire volontaire, mais à défaut, évitez les coups de boutoir et équilibrez progressivement, sans forçage et sans relâcher la pression.
C'est encore plus redoutable et fréquent en apnée, car le temps imparti est compté et les poumons se transforment vite, sous la pression, en deux oranges desquelles il est illusoire de vouloir tirer une goutte d'air !

UKASES : …

Si le mot vient du russe, la France est le pays à qui il convient le mieux.
Tout est ukase dans notre pays… Et la santé en est le plus bel exemple !

On considère notre modèle de médecine comme libéral. A-t-on oublié la définition du mot libéral ?
Les gouvernants n'ont de cesse de rogner les ailes de ceux qui travaillent dans le milieu médical, de supprimer chaque jour un peu plus de liberté au monde de la santé...
Seraient-ils jaloux du *dialogue singulier* que nous entretenons avec nos patients ? Bien sûr, entend-on, ils sont malades, ont besoin de vous et vous avez ainsi un rapport totalement faussé, car ils deviennent demandeurs... vous en profitez, et vous créez le déficit abyssal de la *Sécu*.

Alors, le pouvoir de nuisance de l'État est sans limites pour empêcher tous les abus chez les prescripteurs toujours (ou presque) malhonnêtes.
Un tiers payant généralisé par exemple (reporté, mais pour combien de temps) pour nous bâillonner un peu plus encore... Tout ceci, sous le silence assourdissant de tous les Élus, de quelque bord qu'ils soient.
 Les médecins (ou l'immense majorité d'entre eux) sont corvéables à merci, n'ont pas d'horaire, n'ont parfois plus vraiment de vie de famille et se consacrent sincèrement et complètement à leurs patients.
Tout homme publique, soucieux du bien-être des Français et non du sien serait aussi apprécié comme il se doit.
Et faire ce pour quoi ils ont été choisis par le peuple ... N'est-ce pas simplement ce que les Français réclament ?

 Notre liberté de prescrire, de tarifer la consultation ou l'acte chirurgical à son juste prix sont mis à mal. La consultation du généraliste est bien moins chère qu'une consultation de plombier (je n'ai rien contre eux !). De plus leurs frais sont incompressibles et ils sont, de ce fait, tenus de voir un certain nombre de patients pour les équilibrer.

Combien de cliniques, décapitées par les exigences toujours plus grandes de nos dirigeants et les blocages tarifaires, mettent la clé sous la porte ?
En parle-t-on une seconde dans les médias ? Juste un petit peu... Entre Nabila et Éric Zemmour.
Un drame national que tous les Français ignorent...

On ukase donc au prétexte que la Sécurité sociale est déficitaire.... Elle l'était déjà 3 ans après sa création, au lendemain de la guerre. Non parce que les dépenses sont trop élevées (elles ne cesseront d'augmenter dans un pays vieillissant comme le nôtre, où la médecine évolue avec la technologie), mais parce que sa gestion est incompréhensible.

On ukase surtout... du sucre sur le dos. On ukase... les pieds.

 Par décrets, lois, généralisation du tiers payant et j'en passe, on va équilibrer les comptes de la Sécurité sociale !
Doux rêve !
Mais on fait des lois pour... On accuse les professions médicales vilipendées et montrées du doigt, de tricher, d'entretenir le déficit (il y a certainement des excès, mais tout de même) et l'on fait des lois coercitives. On dérembourse de plus en plus de médicaments, une part du montant de la consultation, on augmente le prix des mutuelles, on ergote, on discute, on interdit, on déréglemente, on n'autorise plus certaines prescriptions à certains médecins, on substitue d'office aux médicaments leurs génériques - et c'est loin

d'être toujours la même chose que le *princeps* - supprimant du même coup la profession de visiteur médical, voire la recherche médicale…

Paris vaut bien une messe, aurait dit notre Bourbon préféré.

Maintenir la meilleure médecine au Moooonde, si elle l'est, vaut bien aussi quelques sacrifices !
Et notre sécu ?
Est-ce le meilleur système au monde ?
Manifestement oui pour les financiers qui nous gouvernent, donc pas question d'en changer.
Alors…
Ukaze encore, ukase toujours.
On re ratifie, on sanctionne, on impose, on déficelle, on détricote pour mieux retricoter …
Cent fois sur le métier…
On va le boucher ce trou abyssal !
La seule chose oubliée a été de *dégraisser* ! Il est vrai que ce mot n'est plus du tout à la mode.
Mais la Sécu propose autre chose que dégraisser pour libérer ses fonctionnaires d'une tâche fastidieuse et prenante… Aux médecins qui télétransmettraient les feuilles de soins, on a promis une prime (conséquente) pour s'informatiser. Malheur à ceux qui l'auraient refusée pour garder leur liberté. Quelques années plus tard, la télétransmission (qui est certes un progrès) se généralise, devient obligatoire sous peine de sanctions et tant pis pour ceux qui auraient refusé la prime, maintenant c'est trop tard !
Cette tâche remplie par les médecins n'a pourtant pas fait diminuer le nombre de fonctionnaires à la Sécurité sociale. Seuls les délais de paiement sont significativement raccourcis, mais nous y sommes pour beaucoup !
Combien de fois, Voltaire, du Panthéon où tu reposes, t'es-tu retourné dans ta tombe ?
Alors que dire ? Que faire ?
Tellement de choses !
Mais certainement pas ce qui est décidé.
Quelques propositions qui tombent sous le sens (du moins pour moi).
 - Ne donner que le nombre exact de médicaments hors boîte et hors *blisters* ? Ce serait déjà une économie substantielle.
 - Dérembourser les patchs (la plus grande « fumisterie » à ce jour).
 - Dérembourser certains actes chirurgicaux qui n'ont pas à être assumés par les Français, car ne relevant pas d'une quelconque pathologie.
 - Faire en sorte que la Sécurité sociale soit gérée comme une assurance privée. Là tout déficit est impossible sous peine de mettre la clé sous la porte.
 - Redonner aux médecins la LIBERTÉ tarifaire pour leurs consultations. ÇA NE COÛTE RIEN À LA SÉCU !

Sauf cas particulier, ils sont majeurs et soucieux du juste prix… Et pour le secteur 1, une revalorisation importante du montant de leur consultation. Cela leur évitera de multiplier leur nombre de consultations afin de payer les frais incompressibles. Ce n'est qu'un début.
Tant d'autres propositions sont possibles.
Et les petits ruisseaux…

Liberté,
Liberté, liberté chérie, j'écris ton nom…

Mais où ?
Seulement en façade de Mairie ?
Et nous rétorquera-t-on, l'égalité ? L'égalité des soins pour tous.
500 000 patients de plus bénéficient de la CMU pour pouvoir se soigner. Un coût de deux milliards d'Euros pour la Sécu quand il n'était que de quelques millions à son origine. N'y a-t-il pas là égalité de soins ?
Faut-il encore faire plus !
Le tiers payant généralisé, purement dogmatique qui permettra aux Français de perdre toute notion de coût dans un secteur déjà très dispendieux. Le médecin devra donc accorder à la Sécurité sociale une avance de trésorerie… An nom de quoi ?

Activité libérale dites-vous !

Ces mêmes médecins devront-ils, en plus de leur consultation, contacter des centaines de compagnies d'assurance où leurs patients sont affiliés pour obtenir règlement de leur acte !
Si ce tiers payant, repoussé *sine die,* devait un jour se faire (ce que je crains), de nombreuses projections ont estimé le taux d'impayés aux alentours de 15 à 20%. Et les officines, alléchées par l'odeur de l'argent, étaient déjà nombreuses à s'être constituées pour proposer leurs services aux professionnels de santé… moyennant rétribution bien sûr.
Pourtant on ne responsabilise qu'en connaissant le prix des choses !

Le Français peut en outre consulter à l'Hôpital les plus grands noms de la Médecine sans qu'il ne lui en coûte autre chose qu'un ticket modérateur ?

Des lois, des lois et la France sera sauvée !

US ET COUTUMES :

Curieuses ces habitudes, indiscutablement géographiques et culturelles qui ne cessent d'interpeller et de surprendre les praticiens.
Combien de fois avons-nous entendu à notre consultation une maman nous préciser avoir instillé quelques gouttes d'huile d'olive à son enfant se plaignant de l'oreille en attendant de nous voir…
Ajoutant aussitôt, comme pour s'excuser :
C'est une recette de ma grand-mère.
Laquelle grand-mère est toujours originaire du Proche-Orient.
Et cela fonctionne…un peu du moins et les gouttes tiédies d'huile d'olive apaisent le bambin qui se rendort (peut-être avec l'appoint de quelque antalgique).
Nous n'avons pas ce remède chez nous sinon notre cher Daudet n'aurait pas manqué, je pense, de l'introduire dans un des chapitres de ses « *Lettres…* » D'autant que le moulin de Fontvieille a certainement pressé, en son temps, nos olives provençales.
Quoi qu'il en soit, l'huile d'olive a cette vertu de soulager (tiédie) la douleur d'oreille de l'enfant.

On a vite fait d'étendre ses qualités et elle soigne désormais pour certains les acouphènes et les bouchons de cérumen !

L'ail semble avoir les mêmes propriétés. Cette fois-ci la provenance géographique est tout autre et ces propos m'ont été rapportés par une famille originaire de Belgique et bien évidemment par des patients venus d'Europe Centrale…

Si dans le premier cas le mystère demeure pour les sources de cette famille belge convaincue des qualités sanitaires de l'ail écrasé, parfois mélangé à une goutte d'huile d'olive, l'ensemble soignant là encore douleurs et acouphènes, il m'a semblé que les propos entendus par les patients d'Europe Centrale étaient davantage fondés.

Vlad Tepes, qui inspira le Dracula de Bram Stoker, hante encore les Carpates et l'usage de l'ail pour éloigner les vampires est bien connu…

A-t-il d'autres bienfaits ?

On connaît les propriétés hypotensives de cette plante ; on lui rajoute maintenant des vertus anti oxydantes, très à la mode en cette époque où les traitements anti vieillissement sont de plus en plus prisés.

Encore faut-il bien sûr ingérer la gousse !

Les aborigènes introduisent de l'eau de mer dans les conduits pour laver leurs oreilles et cet usage, très répandu, est efficace. Je l'ai utilisé une fois avec une poire à oreilles pour un plongeur avec quelque succès. La même population utilise des décoctions de racines de citronnelle pour les maux d'oreilles.

Dans un épisode de « The Island » à la télévision, la spécialiste en survie de l'émission proposait une instillation de bouillie de cafard dans le conduit auditif pour traiter une infection. Je reprends la formule d'un collègue qu'il prête à Michel Audiard « Ça ose tout ». Il s'agissait de l'introduction d'urine dans l'oreille censée tout guérir. La dose n'avait pas dû être la bonne, car il venait le voir en urgence après une nette aggravation des symptômes.

L'oignon, comme l'ail aurait des vertus anti-inflammatoires en introduction locale. On sait, en tous les cas qu'en ingestion il présente aussi des pouvoirs hypotenseurs.

Nombreuses sont les plantes dotées de vertus médicinales utilisées depuis l'Antiquité et l'oto-rhino-laryngologie n'échappe pas à la règle.

Elles reposent en général sur l'observation de la nature chez nos anciens et ont toutes en général une explication plus ou moins rigoureuse.

Cependant certaines habitudes entendues restent, pour moi du moins, totalement incompréhensibles.

Je repense à cette femme venue me consulter pour des épistaxis répétées et qui introduisait dans la bouche des glaçons pour arrêter l'hémorragie !

Il est vrai que Démosthène, affublé dit-on d'un bégaiement gênant, déclamait avec des cailloux dans la bouche pour s'exprimer avec aisance quand il le fallait.

L'histoire ne nous dit pas si la méthode était efficace, mais il fut l'un des plus grands orateurs grecs de son temps.

Mais miel et citron pour adoucir la voix restent de nos jours encore utilisés.

Je voudrais conclure sur une réponse que j'entends plusieurs fois par mois.

Il m'arrive de proposer une intervention chirurgicale lorsque celle-ci m'apparaît nécessaire. L'essentiel du temps le patient accepte sans rechigner le geste salvateur. Mais pas toujours et lorsqu'ils renâclent à se faire opérer on me répond invariablement :

« *On m'a dit que ça ne se faisait plus* » ou parfois une variante « *On m'a dit que c'était dangereux* »

Il est exceptionnel qu'il s'agisse de leur médecin traitant et là, je pourrais comprendre, mais *l'empêcheur* reste dans la très grande majorité des cas, l'entourage – toujours

d'excellent conseil - ou l'ami qui a déjà « subi » l'agression chirurgicale totalement injustifiée.
Certains d'entre eux en effet, investis d'un savoir qui nous rend jaloux, décident ou non du bien-fondé de la décision médicale !

VALSALVA : Manœuvre de

Du nom de son inventeur, Antonio Mario Valsalva, italien né en 1666 et décédé à Bologne en 1723.
Médecin, anatomiste, physiologiste, chirurgien et humaniste... Il enseigna aussi la psychiatrie !
Un des très grands médecins de l'histoire. Il s'intéressa particulièrement à l'anatomie et à la physiologie de l'oreille. Il décrivit cette manœuvre encore utilisée de nos jours chez les plongeurs après avoir compris le **fonctionnement** de la trompe auditive faisant communiquer l'arrière nez et la caisse du tympan par un conduit qu'il nommera trompe d'Eustache en hommage à son découvreur, l'Italien Bartolomeo Eustachi, plus d'un siècle avant lui.
On ferme la bouche, on bouche le nez avec ses doigts et on essaie de faire sortir l'air par les oreilles en expirant... Un clac caractéristique signe le passage de l'air dans la caisse du tympan. Manœuvre indispensable en plongée si l'on veut éviter la conséquence inéluctable d'une absence d'équilibration : le barotraumatisme de l'oreille.
La poursuite de la descente en plongée sans équilibrage crée un déséquilibre entre le conduit et la caisse. La pression de l'eau sur le conduit va occasionner une douleur de plus en plus vive au fur et à mesure de la descente, créée par la pression de l'eau sur le tympan avec, dans les cas extrêmes, sa déchirure avec irruption d'eau dans la caisse pouvant créer des vertiges intenses faisant perdre l'orientation spatiale avec des conséquences parfois dramatiques.
De plus en plus et notamment en apnée, le Valsalva fait place désormais au Frenzel qui est le seul geste que l'on devrait enseigner de nos jours, car beaucoup moins traumatique. L'air utilisé est en effet dans la bouche, donc beaucoup plus proche des oreilles que les poumons et le geste reste sensiblement le même. Pour l'apnéiste il est impossible de descendre au-delà des 20-25 mètres avec un Valsalva, car l'air des poumons se raréfie (à 20 mètres, pression de 3 bars et le poumon est réduit à un pamplemousse) ce qui n'est pas le cas pour l'air stocké dans notre bouche.

VAPOTEUSE :

C'est bien la première fois qu'un système qui délivre de la nicotine comme le ferait une cigarette avec un agent de sapidité est en passe de faire baisser durablement le nombre de fumeurs.
Elle mérite donc que l'on s'y intéresse.
Car enfin !
Tout le monde a compris - sauf ceux qui ne voudraient pas savoir – que l'augmentation répétée du prix du tabac n'a d'autre raison que de remplir les caisses de l'État. Si ça calmait les fumeurs, ça se saurait et ça se verrait !
Depuis une décennie environ, le nombre de fumeurs réguliers en France, hommes et femmes confondus, reste fixé au-dessus de la barre des 30%.

Pourtant, depuis une décennie le prix du tabac a augmenté de 84% ...
Pense-t-on objectivement que si l'on voulait faire cesser l'addiction des fumeurs, on ne pourrait proposer un traitement innovant et efficace en ce début du XXIe siècle?
Pense-t-on objectivement que si le coût des maladies, imputables au tabac était supérieur au gain, on n'aurait pas trouvé **le** traitement miracle ?
Cette vapoteuse ne fait donc pas le bonheur de nos financiers!
Elle fait pour la première fois baisser le nombre de fumeurs et il est impossible que ce système - qui n'est pas un produit du tabac – soit taxé comme le tabac c'est à dire...
À plus de 80% !!!
C'est tout le problème!
 Que faire pour nos décideurs ?
Imposer par petites touches des règles de plus en plus drastiques et laisser planer un doute sur les conséquences à long terme de l'usage immodéré de la e-cigarette. Interdire avec le temps la vapoteuse dans les lieux publics comme c'est le cas depuis un moment pour sa « cousine ».
Et par-dessus tout, laisser planer le doute que les jeunes, grâce à cet « outil » vont passer de l'usage de la vapoteuse à la consommation de cigarettes. Aucune étude à ce jour ne va pourtant dans ce sens ! Pense-t-on raisonnablement que les jeunes qui veulent fumer comme leurs ainés vont passer par l'étape « vapoteuse »... Autrement dit, commencer par cet ersatz avant de se lancer ?
Pour des fumeurs invétérés qui ne parviennent pas à stopper leur dépendance, cela constitue une formidable aide, mais l'inverse n'est pas vrai.
Alors qu'est-ce ?
Quelle est cette hydre infernale dont même l'Organisation mondiale de la Santé dira en 2010, lors d'une conférence internationale à Punta del Este en Uruguay que cette e-cigarette qui nous vient de l'empire du Milieu sabote la lutte contre le tabac !
Cette cigarette électronique, *grosso modo*, libère sous forme de fumée un liquide **chauffé** (essentiellement du propylène - glycol). Cette fumée est connue depuis bien longtemps et utilisée notamment pour les effets spéciaux dans les salles de théâtre par exemple. On y ajoute des agents de sapidité qui ont fait la preuve de leur innocuité et de la nicotine (pas toujours) qui crée la dépendance (l'addiction).
Dans la cigarette, c'est la **combustion** des feuilles de tabac (ou bien de toute autre feuille) qui dégage les substances cancérigènes (charbon) et seulement elle.
Le Professeur Dautzenberg compare les deux, rappelant qu'il est mille fois moins dangereux de vapoter que de fumer !
En terme de danger dit-il, *fumer c'est un peu prendre l'autoroute à contresens, vapoter, c'est rouler à 140 km/h au lieu de 130.*

Pendant ce temps notre gouvernement, toujours jusqu'au-boutiste, s'occupe du tabac, augmente régulièrement son prix et décide l'interdiction de fumer, à titre d'essai, dans un jardin public de Paris !
L'espoir fleurit au ciel de Paris !
 Le voilà à terme libéré de sa pollution, maintenant que ces funestes volutes, pourtant vite dissipées, ne souilleront plus sa voûte redevenue virginale, préservant la santé de nos braves chérubins.
Les professeurs Even et Molimard, tabacologue de renom, qui contestent comme beaucoup maintenant, non le désagrément, mais la gravité du tabagisme passif, ou les conclusions d'études alarmistes, doivent apprécier !
On marche sur la tête, dites-vous ?
Ce ne sera bientôt plus nécessaire.

La voûte éthérée étant sur le point de retrouver sa pureté originale, les Gaulois qui ne craignaient qu'une chose... peuvent désormais dormir tranquilles.
Le firmament délivré de toute pollution, notamment à Paris, après cette merveilleuse révolution, ne risque plus de s'effondrer sur ladite tête !
Une note d'humour pour conclure rapportée par un collègue qui suivait un patient d'origine italienne, porteur d'un cancer de la lèvre :

Vous avez cessé de fumer ?
Oui, répond son épouse, il s'est mis au vaporetto !

VERTIGE :

En médecine, il reste le mot le plus galvaudé de la langue française.
Pas un jour sans quatre ou cinq « vertiges » adressés par le médecin, bien en peine devant une symptomatologie bâtarde qui ne ressemble parfois à rien !
Alors, on nous l'adresse, nous autres, *Spécialistes des vertiges*. Il faut dire, à leur corps défendant, que certains Oto-Rhinos en ont fait une spécialité dans la spécialité... alors forcément !
Qu'est-ce vraiment ?
Combien de phrases sont composées du mot vertige et quels rapports avec le nôtre?

Les vertiges de l'amour... Et combien de poèmes avec ce mot ?
Le vertige de la gloire... Ébauches de vertige – Cioran –
J'écrivais des silences, des nuits, je notais l'inexprimable. Je fixais des vertiges – Rimbaud-
Valse mélancolique et douloureux vertige –Baudelaire-

Une définition médicale mériterait peut-être d'être rappelée.
En médecine, on définit un vertige comme une sensation erronée de déplacements des objets (mouvements rotatoires bien souvent) par rapport au sujet.
Il peut aussi s'agir de sensations d'ivresses, d'instabilités ressenties par le patient, d'impressions de tangage ou de tendance à partir de côté à la marche.
Ces vertiges peuvent être accompagnés de nausées, voire de vomissements selon l'importance des symptômes.
D'autres signes auditifs peuvent être associés : sensation d'oreille bouchée, diminution conjointe de l'audition, acouphènes.
La notion positionnelle, c'est à dire de déclenchement de la symptomatologie lors du mouvement de la tête est assez évocatrice d'une histoire oto-rhino.

Ils constituent environ 5% des consultations chez les généralistes qui, souvent, nous adressent leurs patients affectés d'un tel inconfort.

Pourtant les causes de vertiges sont nombreuses et échappent souvent à notre spécialité.

Citons toutefois pour nous :
- Les vertiges de Menière rares et déjà évoqués.
- Les vertiges paroxystiques positionnels bénins (VPPB), se reporter à « **cristaux** »
- La névrite vestibulaire : Il s'agit là d'un grand vertige, violent, brutal, durable. Le patient ne peut plus se lever dans les cas extrêmes, restant immobilisé dans son lit. La cause est essentiellement virale. C'est l'atteinte du nerf vestibulaire (nerf de

l'équilibre) de l'oreille interne avec des lésions qui peuvent être définitives. Notre cervelet (centre de contrôle et de régulation finale) parviendra progressivement « à prendre la main » sur l'organe sensoriel atteint totalement ou partiellement, mais cela demandera du temps…

- Un **neurinome** (cf ce mot) du nerf auditif encore appelle schwannome du nerf vestibulaire, nous l'avons évoqué, se développe essentiellement aux dépens du nerf vestibulaire bien que les symptômes soient souvent auditifs avec perte unilatérale de l'audition sans cause évidente retrouvée. Son traitement reste, pour l'essentiel, chirurgical.
- Certains médicaments et notamment des antibiotiques dont l'usage est devenu rare de nos jours.
- Un accident vasculaire touchant l'oreille interne, mais là, le terrain « vasculaire » du patient ou/et les facteurs de risques oriente rapidement. Ils concerneront davantage les cardiologues que les Oto-Rhinos.

Voilà, pour l'essentiel, les causes ORL.

Bien évidemment des « vertiges » peuvent suivre un traumatisme crânien avec un diagnostic évident, mais peuvent également témoigner d'une affection cérébrale ou cérébelleuse qui sera orientée vers le neurologue.
Une anémie, une baisse de la tension en position debout (hypotension orthostatique) sont également responsables de malaises (mal-être), plus que de vertiges quand le patient se tient debout, souvent sans bouger, symptomatologie aggravée avec la chaleur (vasodilatation veineuse et mauvais retour veineux).

Mais une bonne part de « vertiges » ne ressemblent à rien sur le plan symptomatique et envahissent nos consultations…
L'examen clinique, surtout pour ces cas-là, doit être sans faille et l'on peut volontiers s'aider d'examens complémentaires, car, si bien souvent ces vertiges qui ne ressemblent à rien… ne sont rien du tout, relevant de stress ou se déclenchant sur des profils psychologiques particuliers, seules les explorations cliniques peuvent l'attester de façon formelle.

WALDEYER : Anneau de :

C'est l'ensemble du tissu lymphoïde de l'oropharynx (sensiblement ce que l'on voit en ouvrant la bouche) affecté à la lutte contre l'infection. Plusieurs organes lymphoïdes forment cet anneau de protection (la garde rapprochée). Les trois plus importants restent les amygdales palatines (les amygdales qu'on enlève), les amygdales linguales (important tissu lymphoïde collé sur la langue verticale) et les végétations adénoïdes (derrière le voile du palais) que l'on enlève aussi chez les tout-petits.
Il n'y a pas si longtemps, une mode voulait qu'on laisse tous ces organes aux enfants afin qu'ils s'immunisent contre les infections les plus communément rencontrées dans leur vie.
Les crèches restaient les premières pourvoyeuses d'infections que les petits s'échangeaient, s'immunisant assez rapidement et, en tout cas avant l'entrée en école primaire.
Pour les enfants n'allant pas en crèche, l'école primaire constituait le premier contact avec l'extérieur et les maladies infantiles.

On aura compris que ces infections restent indispensables pour une immunité à venir…
Inévitable maladie d'adaptation…
Mais trop, c'est trop !
Pendant longtemps, les médecins restaient réticents pour proposer un geste chirurgical chez ces enfants enrhumés ou présentant otites ou bronchites, complications des rhinopharyngites.
En ce domaine comme dans d'autres, la pratique de la bonne médecine est celle du bon sens. La médecine n'est pas une science exacte et le médecin qui aura raison est celui qui guérira votre enfant. On ne peut que se ranger à cette évidence !
Et si votre enfant présente de façon répétée des rhinopharyngites compliquées d'otites, d'angines ou de bronchites qui le fatiguent et nécessitent des prises d'antibiotiques répétées, on ne le guérira pas en étant attentiste et en renouvelant les traitements.
Les végétations ou les amygdales, organes incriminés, peuvent être des nids à germes.
Les enlever revient à enlever le filtre infecté.
Il restera toujours assez d'organes lymphoïdes non infectés dans la sphère ORL pour que nos chers bambins s'immunisent contre les germes les plus habituellement rencontrés.

XÉROSTOMIE :

Du grec, xéro : sec et stome : bouche…
C'est la bouche sèche !
Fréquente en Oto-Rhino dans certaines pathologies, mais pas seulement. Les doléances des patients ne sont pas rares, car les symptômes sont fort désagréables allant de brûlures de bouche, de picotements, de manque de salive rendant parfois l'alimentation difficile.
Tellement de choses peuvent rendre la bouche sèche…
Certains médicaments bien sûr et avant de traiter une bouche sèche, on s'assurera en premier lieu qu'elle n'est pas iatrogène (induite par un médicament prescrit).
Le tabac, certainement…
Le stress peut-être ou l'angoisse… C'est du moins ce que l'on entend !

Le matin, je me réveillais la bouche sèche, avec l'impression que dans mon ventre les organes pesaient et n'étaient pas à leur place.
Le liseur- Bernard Schlink.

Pour nous, Oto-Rhino-Laryngologistes le fait de dormir la bouche ouverte donne la bouche sèche. On se réveille pour un pipi et on boit un verre d'eau…
C'est logique si l'on se rappelle que le nez réchauffe et humidifie l'air ambiant. Là, l'air n'est pas réchauffé par la bouche et, pour peu qu'en hiver le chauffage batte son plein et que l'on n'ait pas humidifié les radiateurs… ou ouvert la fenêtre de la chambre dans la journée. Ou que l'on n'a pas baissé la température dans cette pièce où l'on dort (18°C maxi et vous dormirez mieux !) et où l'on passe souvent huit heures d'affilée dans un lieu où les plantes vertes n'ont droit de cité…
Donc une mauvaise respiration nasale donnera une bouche sèche au réveil. La médecine, ça n'est pas de la science, mais du bon sens.
Mais certaines maladies ont ici pleinement leur place.
Dans ma spécialité la radiothérapie de la sphère ORL crée ce désagrément. Il est alors particulièrement gênant, mais là… le diagnostic paraît facile !

D'autres affections comme le diabète, la sarcoïdose ou la maladie d'Alzheimer peuvent être incriminées, mais échappent à notre spécialité.
Le syndrome sec (syndrome de Gougerot-Sjögren) est une maladie auto-immune (anticorps attaquant notre propre organisme) qui atteint les glandes sécrétrices de salive et de larmes rendant les yeux secs et la bouche rôtie. C'est une pathologie que nous rencontrons de temps en temps et qui peut également expliquer ces symptômes.
Le traitement reste symptomatique, mais la maladie n'est pas grave. Revoir « **Jaborandi** »
Une simple biopsie de ce que l'on appelle les glandes salivaires accessoires (en très grand nombre dans la bouche) suffit généralement à poser le diagnostic.

YOYOS :

Tous les parents les connaissent.
C'est le nom qu'ils utilisent quand ce n'est pas drains ou aérateurs... Rarement diabolos en région parisienne... Et la requête est fréquente :

On pourrait lui mettre des yoyos, docteur, il est toujours malade...

Les noms yoyo ou diabolo s'expliquent par la forme de cet aérateur biconcave dont la partie rétrécie se positionne en regard de la paroi tympanique. Le drain est un terme impropre, car ce yoyo ne draine pas, il aère. La différence n'est pas négligeable, nous le verrons.
Tous les parents, dont les enfants ont eu des aérateurs, en connaissent les effets bénéfiques : retour immédiat de l'audition à la normale et pratiquement plus d'otite douloureuse !
Une vie normale pour l'enfant... sans oublier les parents.
Une trompe d'Eustache qui fonctionne mal, fermée ou enflammée, crée un confinement dans la caisse du tympan. Les cellules respiratoires qui en tapissent la muqueuse se transforment. De respiratoires avec des cils sur leur tête, elles deviennent muqueuses et sécrétoires. La caisse du tympan qui n'est plus ou mal ventilée se remplit d'un liquide, le plus souvent stérile, épais, que les ORL appellent glue. Sauf surinfection nasale avec possibilité de se propager *via* les trompes malades à l'oreille, réalisant un phénomène aigu, cette otite séreuse n'est pas douloureuse.
Elle occasionne par contre une surdité assez importante, la transmission ne se faisant plus du fait du liquide remplaçant l'air.
Une paracentèse pour évacuer cette glue est inefficace, le liquide se reconstituant au bout de quelques jours lorsque l'incision se referme.
Le seul traitement durable, quand les médicaments habituels ne marchent pas, reste la pose de ces aérateurs, associée au **traitement de la cause** : la cure des végétations adénoïdes qui enflamment ou bouchent cette fameuse trompe...
Pourquoi aérateur et pas drain ?
Tout simplement parce qu'on supplée la trompe défaillante et on ré aère la caisse, permettant que les cellules à mucus redeviennent cellules ciliées...
Ces aérateurs tombent généralement spontanément remplissant leur fonction pendant quelques mois, ce qui suffit souvent à régler le problème.
Il faudra éviter l'eau pendant qu'ils sont en place, mais pas nécessairement la piscine (possible avec des protections adaptées).

Ces interventions sont courtes - quelques minutes - sous une brève bouffée d'anesthésie et le jeune patient retourne chez lui quelques heures plus tard. C'est un exemple typique d'acte ne nécessitant qu'une chirurgie ambulatoire...
Dans ce domaine, comme dans beaucoup d'autres nous sommes en retard. Dans certains pays européens qui nous sont comparables et notamment les pays anglo-saxons, le pourcentage d'actes ambulatoires avoisine les 80%.
L'ambition ministérielle pour 2016 était d'atteindre une majorité d'actes en ambulatoires soit plus de 50%...
Vœux pieux !
Pourtant que de millions gagnés pour la Sécu !
Mais là, il ne faut peut-être pas accuser nos financiers...
Quant à l'hospitalisation, quand elle paraît obligatoire, est-il toujours nécessaire de garder certains patients en milieu hospitalier ?
Aux États-Unis, les malades qui nécessitent un suivi de quelques jours (poches pansements)... sont gardés un moment dans l'hôtel contigu au Service de Chirurgie et visités par les médecins. Chacun est gagnant.
Mais il est vrai que nous, Français, sommes différents !
Singulièrement différents.
Et les déficits de Sécu singulièrement importants.

ZÉRO :

Un patient, la mine défaite, pénètre dans le cabinet de mon associé.
Nous sommes dans le milieu des années 80 et le SIDA, dont on parle depuis 81 aux États-Unis, déferle en France.
La punition de Dieu, comme l'appellent certains *agités du bocal* - mot de Céline – devant les cibles privilégiées que constituent homosexuels, toxicomanes et amateurs de partenaires multiples.
La maladie terrorise, comme tout ce que l'on connaît peu ou pas...
Le simple contact transmettrait-il la maladie ?
Une goutte de salive ?
Un moustique ? Formidable réservoir, mais aussi formidable transmetteur, piquant ça et là sans *distinguo* !
Qui peut se croire à l'abri de cette peste de la fin de ce XXe siècle qui aura pourtant tout traversé ! Est-ce l'annonce d'une fin du monde proche !
L'homme jeune qui se pose sur la chaise faisant face à son médecin tient dans sa main une liasse de feuilles qu'il brandit à son praticien. Des examens prescrits avant tout acte chirurgical afin de s'assurer qu'il n'existe aucun trouble de coagulation.

Regardez Docteur, je suis zéro positif !

Incompréhension totale de son vis-à-vis qui cherche à comprendre, à lire sur les feuilles qu'il garde en main...
L'homme s'énerve, tempête. La voix est chevrotante et l'inquiétude réelle. Mon associé cherche à savoir, à comprendre...
- Vous êtes quoi ?
Et soudain, tout s'éclaire devant la feuille accusatrice entraperçue.
Le patient tient en main sa carte de groupe. Il est O+ !

Pas un jour à l'époque, sans que les médias, qui se sont emparés du SIDA, nous en parlent, n'énumèrent avec des mines gourmandes les ravages de la maladie, nous abreuvent de mots qui, pour les auditeurs, ne sont pas forcément tous compréhensibles...
De là à ce que la lettre O devienne le nombre zéro, il n'y a qu'un pas surtout dans des esprits ébranlés par cette déferlante de séropositifs...
Le médecin est tenu par un code de déontologie et tout geste, aussi minime soit-il, doit répondre à un *primum non nocere.*
Cette façon de gérer à chaud l'information est dangereuse. Combien de patients se sont-ils trouvés dans ce cas ?
Des patients fragiles, certes, des patients peut-être inquiets sur leur parcours sexuel et qui ne demandent qu'à être rassurés. L'information médiatique mériterait un peu plus de considérations pour cette marge de la population mal renseignée.
Un primum non nocere pour les médias aussi? Certainement une bonne idée !